T0281603

dr. Tim Takken

Wielrennen en wetenschap

dr. Tim Takken

Wielrennen en wetenschap

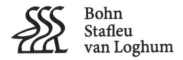
Bohn
Stafleu
van Loghum

Houten, 2016

Eerste druk, Elsevier gezondheidszorg, Maarssen 2006
Eerste druk, tweede oplage, Reed Business Education, Amsterdam 2013
Derde (ongewijzigde) druk, Bohn Stafleu van Loghum, Houten 2016

ISBN 978-90-368-1616-8   ISBN 978-90-368-1617-5 (eBook)
DOI 10.1007/978-90-368-1617-5

Samensteller(s) en uitgever zijn zich volledig bewust van hun taak een betrouwbare uitgave
te verzorgen. Niettemin kunnen zij geen aansprakelijkheid aanvaarden voor drukfouten en
andere onjuistheden die eventueel in deze uitgave voorkomen.

NUR 488, 894
Omslagontwerp: Bart Drughorn, Amsterdam
Omslagfoto: Louis Lemaire
Basisontwerp binnenwerk: Martin Majoor, Arnhem
Opmaak binnenwerk: Renée Terheggen, Studio Imago, Amersfoort

Bohn Stafleu van Loghum
Het Spoor 2
Postbus 246
3990 GA Houten

www.bsl.nl

Woord vooraf

U bent in het bezit gekomen van een bundeling van gespecialiseerde vakkennis en wetenswaardigheden over en voor de wielersport. Als fervent wielerliefhebber ben ik trots op de zeer uitgebreide inhoud van dit leerboek. Het geïnteresseerde sportkader kan met de informatie en de theorieën die in dit boek worden beschreven de kwaliteit van begeleiding en training naar een hoger niveau brengen.

De schrijver zelf komt uit de wielersport en weet daardoor als geen ander de theorie aan de praktijk te koppelen. Alleen al vanuit dit oogpunt verdient het boek een bijzondere aanbeveling.

Ik dank Tim Takken voor zijn inzet voor de wielersport en wens hem toe dat dit prachtige werkstuk een belangrijke bijdrage kan leveren aan de wielersport.

Ik wens u veel leesplezier.

Marcel Wintels,
voorzitter KNWU

Voorwoord

Voor u ligt een uniek uitgave: *Wielrennen en wetenschap*. Het unieke aan dit boek is dat het een weerslag is van de meest recente wetenschappelijke informatie over wielrennen, en dat een vertaalslag wordt gemaakt van deze wetenschappelijke kennis naar de praktijk.

Het heeft lang geduurd voor er in de wielersport systematisch wetenschappelijke gegevens werden verzameld en voor deze gegevens werden gepubliceerd. Het wielrennen was lange tijd een relatief gesloten wereld waarin weinig sportwetenschappers actief waren. Vooral in landen als Italië en Spanje is er veel kennis opgedaan over de lichamelijke belasting bij elitewielrenners en de daaropvolgende lichamelijke aanpassingen. Daar hierover vooral in wetenschappelijke tijdschriften is gepubliceerd, is deze kennis nog relatief onbekend bij wielrenners en hun begeleiders.

Met veel plezier heb ik de afgelopen vijf jaar voor de *Wielerrevue Nationaal* bijdragen geschreven over fysiologie, training en voeding van wielrenners. Deze vormen de kern van dit boek. De afgelopen anderhalf jaar heb ik deze artikelen gebundeld en aangevuld met de laatste stand van zaken, en daarnaast een groot aantal nieuwe stukken geschreven.

Ik wil iedereen bedanken die heeft bijgedragen aan de totstandkoming van dit boek, met name collega-inspanningsfysiologen drs. Melvin Kantebeen en drs. Robert van den Berg, voor hun waardevolle commentaren op het manuscript. Bovendien wil ik mijn vrouw Editha bedanken voor haar geduld in de uren die ik aan het schrijven besteedde en voor het maken van de foto's.

Vanzelfsprekend zullen er in de eerste editie onderwerpen ontbreken of zullen er lezers zijn die op- en aanmerkingen hebben bij de tekst. Deze respons ontvangen we graag, zodat we een volgende editie kunnen verbeteren.

Ik wens u veel lees- en fietsplezier toe.
Dr. Tim Takken
Alphen aan den Rijn, juni 2006

Inhoud

1 Fysiologie

INLEIDING

Wat bepaalt het prestatievermogen in de wielersport? Het lijkt een simpele vraag, maar deze vraag is zeker niet gemakkelijk te beantwoorden. De wielersport kent een groot aantal disciplines, variërend in wedstrijdduur van zo'n 10 seconden tot 21 dagen. Er zijn verschillende disciplines te onderscheiden: baan, weg, mountainbike, veldrijden en fietscross. Al deze disciplines kennen vaak weer subdisciplines zoals tijdritten, criteriums, klassiekers en meerdaagse wedstrijden. Voor elk van deze onderdelen bepalen specifieke factoren de uiteindelijke prestatie.

In dit hoofdstuk zal een inspanningsfysiologische basis worden gelegd voor de rest van het boek. Allereerst gaan we in op de energieleverende systemen tijdens inspanning, daarna op de regulatie van de stofwisseling tijdens kortdurende intensieve inspanning en langdurige rustige inspanning. Verder zal de functie van hart, longen en spieren de revue passeren.

1.1 WAT BEPAALT DE PRESTATIE?

Bij wielrennen is de snelheid van voortbewegen een belangrijke factor: de renner die zich het snelst verplaatst tussen start en finish heeft gewonnen. De snelheid die een wielrenner ontwikkelt is afhankelijk van de rolweerstand en de luchtweerstand aan de ene kant (figuur 1.1), en het geleverde vermogen op de pedalen door de renner aan de andere kant.

Het geleverde vermogen van een renner is afhankelijk van de maximale hoeveelheid energie die hij per minuut kan vrijmaken. Deze maximale hoeveelheid energie is afhankelijk van de maximale zuurstofopname ($\dot{V}O_2$max) van een renner en de efficientie waarmee de renner deze energie in arbeid kan omzetten (zie hieronder). Verderop zullen we ingaan op de elementen die in figuur 1.1 worden genoemd.

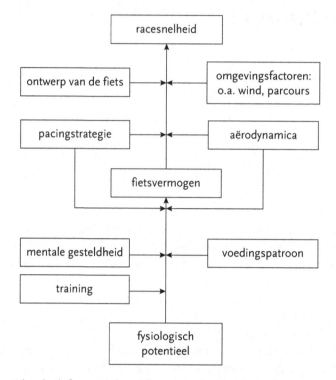

Figuur 1.1. Prestatiebepalende factoren in het wielrennen. De basis van het prestatievermogen is het fysiologische potentieel van een renner. Zonder de juiste genetische eigenschappen (talent) kan een sporter nooit succesvol worden. Training, voeding en mentale gesteldheid zorgen voor het vermogen dat een renner op de pedalen kan leveren. De wedstrijdindeling en aërodynamica samen met het ontwerp van de fiets en omgevingsfactoren bepalen uiteindelijke mede de racesnelheid. (Naar Atkinson e.a., 2003.)

Het fysiologische potentieel is dus een belangrijke prestatiebepalende voorwaarde voor wielrenners. Een van de belangrijkste factoren voor sporters is de $\dot{V}O_2$max. De lichamelijke factoren die de $\dot{V}O_2$max kunnen beïnvloeden, zijn in figuur 1.2 weergegeven. De belangrijkste factoren voor duursporters zijn:

- het hartminuutvolume (de maximale hoeveelheid bloed die per minuut rondgepompt kan worden);
- de capaciteit van de spieren en organen om zuurstof aan het bloed te onttrekken (arterioveneus zuurstofverschil), wat weer afhankelijk is van de getraindheid van de spieren; hier zijn vooral de hoeveelheid haarvaatjes (capillairen) in de spier, de hoeveelheid enzymen in de spier die voor de stofwisseling noodzakelijk zijn en de samenstelling van de spiervezels (verdeling snelle en langzame spiervezels) van belang.

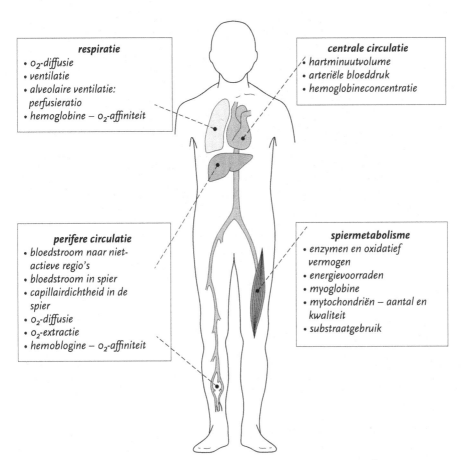

respiratie
- O_2-diffusie
- ventilatie
- alveolaire ventilatie: perfusieratio
- hemoglobine – O_2-affiniteit

centrale circulatie
- hartminuutvolume
- arteriële bloeddruk
- hemoglobineconcentratie

perifere circulatie
- bloedstroom naar niet-actieve regio's
- bloedstroom in spier
- capillairdichtheid in de spier
- O_2-diffusie
- O_2-extractie
- hemoblogine – O_2-affiniteit

spiermetabolisme
- enzymen en oxidatief vermogen
- energievoorraden
- myoglobine
- mytochondriën – aantal en kwaliteit
- substraatgebruik

Figuur 1.2. Schematisch overzicht van de factoren die de maximale zuurstofopname (V̇O₂max) kunnen beïnvloeden. Beperkingen kunnen liggen op het gebied van de respiratie (ademhaling), centrale circulatie, perifere circulatie (de bloedstroom naar actieve spieren en niet-actieve organen en spieren) en spiermetabolisme (de stofwisseling in de actieve skeletspieren). (Takken, 2004.)

Wanneer figuur 1.1 en 1.2 geïntegreerd worden, kan er een prestatievoorspellend model worden opgesteld zoals weergegeven in figuur 1.3. In dit model bepalen de V̇O₂max, de efficiëntie en de zuurstofopname op de anaërobe[1] drempel (de hoogste intensiteit die volgehouden kan worden zonder dat er vermoeidheid optreedt) de snelheid die een renner langdurig kan volhouden (Bassett en Howley, 2000). Deze snelheid is dan weer bepalend voor de maximale prestatie van een renner tijdens bijvoorbeeld ontsnappingen en tijdritten.

---

[1] Anaëroob is Latijn voor 'zonder zuurstof'.

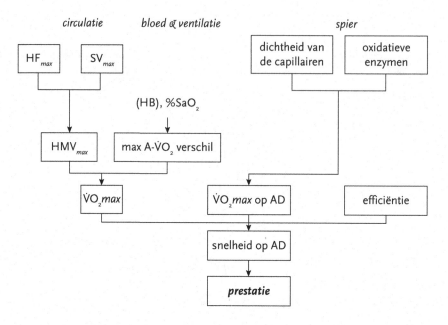

Figuur 1.3. Schematisch overzicht van de fysieke prestatiebepalende factoren voor de sportprestatie bij duursporten.

Afkortingen: Hf_{max}: maximale hartfrequentie, SV_{max}: maximaal slagvolume, [Hb]: hemoglobineconcentratie, $\%SaO_2$: zuurstofsaturatie in het bloed, HMV_{max}: maximaal hartminuutvolume, max A-$\dot{V}O_2$verschil: maximale arterioveneuze zuurstofverschil, $\dot{V}O_2$max: maximale zuurstofopname, $\dot{V}O_2$max op AD: zuurstofopname op de anaërobe drempel, snelheid op AD: maximale kruissnelheid op de anaerobe drempel. Naar Bassett & Howley, 1997.

1.1.1 Energieleverende systemen

Het lichaam heeft verschillende energieleverende systemen:
- adenosine-trifosfaatsysteem (ATP-systeem),
- creatinefosfaatsysteem (CrP-systeem),
- anaëroob glycolytisch systeem (afbraak van glucose en glycogeen tot lactaat),
- aëroob glycolytisch systeem (verbranding lactaat),
- aëroob lipolytisch systeem (vetverbranding).

Figuur 1.4 geeft het samenspel van deze energiesystemen weer. Ze dragen allemaal bij aan de sportprestatie, maar hebben hun eigen kenmerken. De benodigde energie tijdens kortdurende intensieve inspanning wordt met name geleverd door de voorraad ATP en creatinefosfaat in de spier en de anaërobe glycolyse. Het aërobe energiesysteem (verbranding van vetten en koolhydraten) is de voornaamste energieleverancier tijdens duurinspanning.

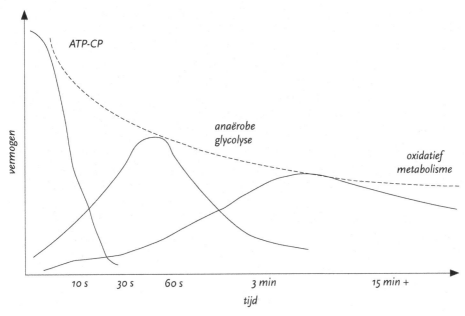

Figuur 1.4. *Het samenspel van de energiesystemen tijdens inspanning. Bij aanvang van de inspanning kan er een hoog vermogen worden geleverd door de vrijmaking van energie uit ATP en creatinefosfaat. Al snel na de aanvang van de inspanning loopt de glycolyse op maximale snelheid en wordt er energie uit deze stofwisselingsroute vrijgemaakt. Het aërobe systeem is de voornaamste energiebron tijdens duurinspanning. (Takken, 2004.)*

1.2 REGULATIE TIJDENS INSPANNING

Hoe worden stofwisseling, hartfrequentie, slagvolume en ademhaling gereguleerd? Regulatie gebeurt volgens een vrij strak stramien. Uitgaande van een normale zuurstofbindingscapaciteit van 20 ml O_2/dl van bloed dat reeds van zuurstof is voorzien, is er een hartminuutvolume[2] van 5 liter nodig om 1 liter zuurstof te transporten tijdens inspanning. Bij gezonde personen wordt tijdens inspanning het hartminuutvolume met 5 tot 6 liter verhoogd voor elke liter verhoging van de zuurstofopname. Deze relatie tussen hartminuutvolume en zuurstofopname is onafhankelijk van leeftijd, lichaamsgewicht, fitheid of actieve spiermassa (Lewis e.a., 1983).

In de wetenschap is er tot dusver veel discussie over de regulatie tijdens inspanning. In deze paragraaf zal de recent beschreven theorie van de Zuid-Afrikaanse inspanningsfysioloog Tim Noakes worden besproken (Noakes, 1997, 1998, 2000;

---

2 Het hartminuutvolume is de hoeveelheid bloed die per minuut kan worden rondgepompt; het is het product van hartfrequentie en slagvolume van het hart.

Noakes e.a., 2001). Volgens Noakes wordt de zuurstofopname in ons lichaam ($\dot{V}O_2$max) gereguleerd door twee 'gouverneurs' (zie figuur 1.5). Eén gouverneur is perifeer gelegen in de spier; deze sensor is gevoelig voor zuurstofspanning. Wanneer de O_2-spanning daalt en te laag wordt, zal de sensor een signaal afgeven aan de hersenen en aangeven dat er een zuurstoftekort (hypoxie) is ontstaan in de desbetreffende regio. Hierdoor 'weet' het brein dat deze intensiteit niet zonder schade vol te houden is, en zal het op een gegeven moment, als het signaal van de lage zuurstofspanning aanhoudt, de inspanningsbelasting terugschroeven door minder spiervezels aan te sturen, waardoor er vermoeidheid optreedt en de intensiteit van de inspanning omlaag zal gaan. Volgens deze theorie zullen dus in elke spier (inclusief de hartspier) en in alle organen sensoren moeten zitten om een zuurstoftekort waar te nemen. Verder stelt deze theorie van Noakes dat er een gouverneur moet zijn in de hersenen, die ook hier de zuurstofspanning in de gaten houdt en er zorg voor draagt dat er geen zuurstoftekort in de hersenen ontstaat waardoor schade wordt aangericht. Dit is dus een mogelijke verklaring voor ons maximale inspanningsvermogen, maar nog niet voor de regulatie van hartfunctie, ademhaling en bloedsomloop tijdens inspanning.

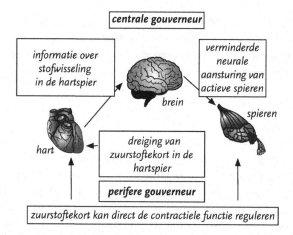

Figuur 1.5. Theoretisch model voor de preventie van zuurstoftekort in het hart en in de skeletspier tijdens inspanning. Twee gouverneurs nemen een zuurstoftekort waar in het brein, de skeletspieren en de hartspier. Bij een dreigend zuurstoftekort zal er een signaal naar het brein worden gestuurd, zodat de aansturing van het brein naar de actieve spieren zal verminderen. Hierdoor zal het dreigende zuurstoftekort worden afgewend. (Naar Noakes e.a., 2001.)

1.2.1 Het hart

Binnen de inspanningsfysiologie wordt algemeen aangenomen dat bij gezonde sporters de maximale zuurstofopname ($\dot{V}O_2$max) begrensd is door de capaciteit van het zuurstoftransportsysteem. De capaciteit van het zuurstoftransportsysteem wordt bepaald door het bloedvolume dat per tijdseenheid ter beschikking staat: het hartminuutvolume en de hoeveelheid zuurstof die in het arteriële bloed kan worden opgeslagen.

Het hartminuutvolume is het product van hartfrequentie en slagvolume. Bij inspanning neemt het hartminuutvolume toe, zowel door een verhoging van de hartfrequentie als door een toename van het slagvolume, waarbij men aanneemt dat bij gezonde sporters de toename van het hartminuutvolume begrensd wordt door het maximale slagvolume van het hart.

Hoe stelt de circulatie zich in tijdens inspanning? Een belangrijk instrument om deze vraag te beantwoorden is de Fickvergelijking. Deze vergelijking is een van de centrale pijlers van de inspanningsfysiologie en luidt:

$\dot{V}O_2$ = slagvolume × hartfrequentie × arteriële – arterioveneus zuurstofverschil in het bloed

De hartfrequentie staat in rust onder invloed van twee zenuwen, de nervus vagus en de nervus accelerans. De nervus vagus wil de hartfrequentie vertragen, de nervus accelerans wil de hartfrequentie verhogen. Tijdens inspanning neemt de activiteit van de n. accelerans toe, mede onder invloed van een aantal hormonen (o.a. adrenaline), waardoor de hartfrequentie stijgt. Bij een opklimmende belasting wordt eerst het slagvolume van het hart vergroot, tot ongeveer 50% van de $\dot{V}O_2$max. Hierna bereikt het slagvolume zijn maximale waarde en wordt het hartminuutvolume alleen nog vergroot door de hartfrequentie. Bij goed getrainde atleten echter neemt het slagvolume toe tot aan de maximale belasting (Gledhill e.a., 1994). Bij langdurige submaximale inspanning met een gelijkblijvende intensiteit zal er een reductie optreden in het slagvolume en een stijging van de hartfrequentie (Gonzalez-Alonso e.a., 2000). Tijdens inspanning vergroot ook het arteriële–gemixte veneuze zuurstofverschil, vanwege een daling in de zuurstofconcentratie in het gemixte veneuze bloed. Het slagvolume is afhankelijk van de vulling van het hart, die beïnvloed wordt door de veneuze terugstroom van bloed uit de lichaamscirculatie. Tijdens inspanning wordt deze terugstroom bevorderd door de pompwerking van de spieren tijdens de contracties, de zogenoemde 'spierpomp'. Ook is het zo dat bij een grotere terugstroom van bloed en daarmee een grotere vulling van het hart, het hart tot op zekere hoogte krachtiger kan uitpompen. Bij een te grote vulling van het hart worden de vezels zo uitgerekt dat er minder kracht kan worden geleverd. Dit fenomeen wordt het Frank-Starlingmechanisme genoemd, naar de twee fysiologen die onafhankelijk van elkaar dit fenomeen hebben beschreven.

Het is niet voor niets dat het lichaam eerst het slagvolume vergroot en daarna pas de hartfrequentie. Na een periode van duurtraining wordt eenzelfde fenomeen waargenomen: op een bepaalde inspanningsbelasting zal de hartfrequentie dalen en niet het slagvolume. Dit is omdat met verhoging van de hartfrequentie ook de relaxatietijd en de doorbloeding van het hart minder worden, wat juist ongunstig is voor de werking van het hart. Bovendien is het energetisch gezien ongunstiger, want de verhoging van het hartminuutvolume door middel van de hartfrequentie zal meer energie kosten dan wanneer het hartminuutvolume door middel van een toename van het slagvolume wordt verhoogd. Zie ook figuur 1.6.

Vanaf een relatief matige intensiteit is er een lineaire relatie tussen hartfrequentie en zuurstofopname. Hierdoor is het eenvoudig om via het meten van de hartfrequentie een schatting te maken van de zuurstofopname bij een bepaalde inspanning.

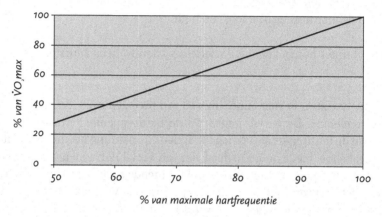

Figuur 1.6. De relatie tussen hartfrequentie en zuurstofopname. De relatie tussen zuurstofopname en hartslag is tijdens matige en intensieve inspanning vrijwel lineair, maar deze relatie is dusdanig dat 70% van de maximale hartfrequentie niet gelijk is aan 70% van de $\dot{V}O_2max$ (Takken 2004).

Sporthart

Door het vele trainen van wielrenners vinden er in de hartspier unieke aanpassingen plaats. Het hart van duursporters laat een vergroting (excentrische hypertrofie) van de hartspier zien, met name in de linkerkamer van het hart. In vergelijking met hardlopers is er wel een duidelijk verschil in de anatomie van het hart bij wielrenners. Hardlopers hebben een vergroot hartvolume, wielrenners hebben daarnaast ook een verdikking van de hartspier (Pluim e.a., 2000), waarschijnlijk vanwege de isometrische kracht die door wielrenners tijdens aanzetten met de armen wordt geleverd en de daarbij behorende toename in bloeddruk.

Uit de medische screening van de renners voorafgaand aan de Tour de France in 1995 bleek dat alle atleten een gezond hart hadden (Abergel e.a., 1998). Uit de gegevens echter die drie jaar later voor de start van dezelfde wedstrijd werden verzameld bleek dat de linkerhartkamer aanzienlijk groter was dan 3 jaar ervoor, terwijl de kamerwand dunner was geworden (Abergel e.a., 2004). Bij 37 renners die beide jaren waren gescreend werd dit beeld nogmaals bevestigd. De Franse artsen die dit onderzoek hebben verricht denken dat deze verandering te wijten is aan het gebruik van EPO (erytropoëtine). Door de verdikking van het bloed is de belasting van het hart vergroot waardoor het hart groter maar de kamerwand ook dunner is geworden (Abergel e.a., 2004). Er wordt aangenomen dat tussen 1995 en 1998 het EPO-gebruik binnen het wielrennen enorm toenam.

In het verleden is er nog wel eens wat verontrustheid geweest over de mogelijke schadelijke invloed van lang duursporten op de hartspier. Anders dan skeletspieren heeft het hart immers geen satellietcellen die zorgen voor de heropbouw van beschadigde spiercellen. Extreme duursport zou de hartspier mogelijk kunnen beschadigen door hoge concentraties catecholaminen (hormonen zoals adrenaline en noraderenaline), zuurstoftekort en hoge concentraties vrije vetzuren in het bloed waarbij cardiaal troponine zou vrijkomen als marker voor de hartspierschade (Rowe, 1992).

Bonetti en collegae onderzochten deze door Rowe beschreven theorie bij 25 renners die deelnamen aan de Giro d' Italia (Bonetti e.a., 1996). Tijdens de drie weken durende wedstrijd en ongeveer 800.000 hartslagen verder waren bij slechts vijf renners enkele malen sporen te vinden van cardiaal troponine in het bloed. Deze waarden waren binnen de grenzen van normaal. Het leek erop dat de hypothese van Rowe kon worden verworpen voor goed getrainde wielrenners, maar bij minder goed getrainde wielrenners die extreme inspanningen leveren zijn er wel bevindingen die de theorie van Rowe ondersteunen. Neumayr en collegae namen bloed af bij 38 mountainbikers voor en na een uitputtende marathonwedstrijd door de Alpen (Ötztaler Radmarathon, Tirol, Oostenrijk, 230 km lang met 5500 m hoogteverschil) en analyseerden deze monsters op cardiaal troponine I. Uit deze analyses bleek dat bij een aantal renners direct na of 24 uur na de wedstrijd (respectievelijk 34% en 24%) de hoeveelheid cardiaal troponine I in het bloed was verhoogd (Neumayr e.a., 2001). Omdat de langetermijngevolgen van deze bevindingen niet bekend zijn is het volgens de auteurs voor deze renners aan te bevelen om regelmatig (minimaal eenmaal per 2 jaar) een sportmedisch onderzoek te ondergaan.

Ziekte en hartfunctie

Niet alleen inspanning kan mogelijk schade toebrengen aan de hartspier, ook ziekte kan een negatief effect op de hartfunctie hebben. Een bekend voorbeeld is het griepvirus. Dit virus kan een ontstekingsreactie geven in de hartspier of het hartspierzakje. Het is dan ook aan te bevelen dat renners alleen sporten als de ziektesymptomen slechts 'boven de nek' bestaan, zoals bij een bovenste-luchtweginfectie. Renners moeten nooit gaan sporten met koorts of griep. Het advies is dan ook om na een griep helemaal uit te zieken voordat de training weer wordt gestart. Een goede vuistregel is dat een renner na de griep minstens twee dagen helemaal koortsvrij moet zijn voordat met de training wordt aangevangen. In de daaropvolgende dagen mag er alleen heel rustig getraind worden, en zeker niet te intensief.

Voor het herstel na een griep kan men aanhouden dat men voor elke ziektedag 2 dagen hersteltraining met een lagere intensiteit en omvang doet. Een renner die 5 dagen met griep in bed heeft gelegen, doet er dus verstandig aan om minimaal 10 dagen rustig te trainen (Burke, 2002).

1.2.2   Ademhaling

De laatste jaren wordt duidelijk dat het respiratoire systeem wellicht toch niet zo'n grote overcapaciteit heeft als men ooit dacht en dat de ademhaling zeker een beperkende factor kan vormen bij de maximale zuurstofopname en dus het prestatievermogen. Dit gaat zeker op voor goed getrainde sporters die inspanning met een hoge belasting moeten leveren en dan ook een zeer groot ademminuutvolume moeten hebben. Bij intensieve inspanning bestaat de kans dat de zuurstofspanning in het bloed ongeveer 3-15% daalt ten opzichte van normaal. Hierdoor daalt ook de maximale zuurstofopname met ongeveer 8-15%. Dit fenomeen wordt *arteriële desaturatie* genoemd. Over het exacte mechanisme achter arteriële desaturatie tast men voor een groot deel nog in het duister. Waarschijnlijk gaat het om een combinatie van drie factoren:

• vergroting van het arterio-aveolaire O_2-verschil,
• optreden van een verzuring in het bloed,
• inadequate hyperventilatierespons.

Inspanning wordt gekenmerkt door een toename van de stofwisseling, een verhoging van de zuurstofvraag van de spieren, een daling van de arteriële O_2-spanning en een toename van de arteriële CO_2-spanning. Daling van de arteriële O_2-spanning zorgt ervoor dat de bindingsaffiniteit van het oxyhemoglobine (HbO_2) afneemt. Dit wil zeggen dat zuurstof gemakkelijker loskomt van het hemoglobine waaraan het gebonden zit in het bloed.

De stijging van de temperatuur en de zuurgraad van het bloed zorgt ervoor dat het oxyhemoglobine verder zuurstof loslaat. Het arterio-alveolaire O_2-verschil wordt groter en om verdere daling van de arteriële zuurstofspanning te voorkomen zal de alveolaire O_2-spanning moeten toenemen. Als mechanisme om enerzijds de verzuring te compenseren en anderzijds de alveolaire zuurstofspanning te verhogen zal de ventilatierespons verhoogd worden (hyperventilatie). Vindt dit mechanisme niet adequaat plaats, dan zal het bijdragen aan een arteriële desaturatie. Onderzoek bij topwielrenners laat zien dat ze een karakteristieke ademhaling bezitten, waarbij ze een lage ademfrequentie met een groot teugvolume aanhouden (Lucia e.a., 1999, 2001). Dit is de meest efficiënte manier van ademhalen omdat hierbij zo min mogelijk dode ruimte in de longen wordt geventileerd per ademteug.

Een andere beperking in het ademhalingssysteem kan de excessieve arbeid van de ademhalingsspieren vormen. Binnen de ademhalingsspieren speelt het diafragma een belangrijke rol. Het diafragma is een spier in de onderbuik met een zeer groot vermogen tot zuurstofopname. Tijdens langdurige inspanning met een hoge intensiteit (> 80% van de $\dot{V}O_2$max) kunnen in het diafragma vermoeidheidsverschijnselen optreden. Deze vermoeidheidsproblematiek vindt waarschijnlijk zijn oorzaak in een strijd (steel-effect) om de beschikbare hoeveelheid zuurstof en bloedvolume tussen het diafragma en de actieve skeletspieren. Wanneer het diafragma extra zuurstof onttrekt aan het bloed, zal de hoeveelheid zuurstof die beschikbaar is voor de skeletspieren afnemen en daardoor ook het prestatievermogen van een renner.

Het trainen van de ademhalingsspieren kan bevorderend zijn voor de fietsprestatie. Onderzoeken waarbij de ademhalingsspieren werden getraind bij wielrenners (waarbij ze moesten uitademen door een apparaatje dat de luchtweerstand verhoogt) laat echter geen eenduidige resultaten zien met betrekking tot de fietsprestatie. Uit onderzoek blijkt wel dat de ademhalingsspieren sterker worden (Holm e.a., 2004; Inbar e.a., 2000; Williams e.a., 2002), maar niet alle studies laten een vooruitgang in fietsprestatie zien (Inbar e.a., 2000; Williams e.a., 2002). Een recente studie bij getrainde wielrenners (amateurs) laat zien dat 9 van de 10 renners na training van de ademhalingsspieren hun tijdritprestatie met bijna 5% konden verbeteren terwijl de renners die een placebotraining (een 'neptraining') hadden gevolgd niet vooruitgingen in prestatievermogen (Holm e.a., 2004).

1.2.3 Zuurstoftransport: bloed

In de longen worden zuurstof en koolstofdioxide uitgewisseld met het bloed. Hier ligt dan ook de volgende mogelijke beperkende factor voor het prestatievermogen: het bloed. Anemie (bloedarmoede) bijvoorbeeld zorgt voor een lagere concentratie erytrocyten (rode bloedcellen) in het bloed. Bloed is opgebouwd uit vloeistof en deeltjes; de verhouding tussen de deeltjes en het volume wordt hematocriet genoemd. Tot op zekere hoogte geldt: hoe hoger het hematocriet, hoe groter de zuurstoftransportcapaciteit van het bloed. Normale waarden liggen voor mannen tussen de 44 en 46% en voor vrouwen tussen de 41 en 43%. Ook de kwaliteit van de bloedcellen is belangrijk: een te lage concentratie hemoglobine (het ijzermolecuul in de rode bloedcel waar zuurstof aan gekoppeld wordt) kan ook voor een suboptimaal zuurstoftransport zorgen. In de normale situatie is aan 1 g hemoglobine 1,37 ml zuurstof gebonden. 100 ml bloed bevat 13,5-15,0 g hemoglobine. Deze hoeveelheid hemoglobine kan dus 18,5-20,6 ml zuurstof bevatten. Bij bloedarmoede zal de zuurstoftransportcapaciteit van het bloed dus verlaagd zijn.

Wanneer er extra erytrocyten worden aangemaakt, bijvoorbeeld door de toediening van erytropoëtine (EPO) of door bloeddoping, zal de zuurstofopnamecapaciteit van het bloed toenemen. Maar meer is niet altijd beter in dit geval. Op een gegeven moment zijn er zoveel deeltjes in het bloed dat het dik en stroperig wordt, zodat het moeilijker door de linker- en rechterhartkamer via de vaten naar de perifere circulatie kan worden gepompt. In dit geval neemt de totale zuurstofvoorziening naar de spieren en organen af.

1.2.4 Spieren

De spier is niet één orgaan. Een spier is opgebouwd uit vele vezels. Deze vezels zijn op hun beurt weer opgebouwd uit cellen. In deze spiercellen vindt de samentrekking (contractie) plaats. De samentrekking van de spiercellen verloopt via de hechting van de spiereiwitten actine en myosine. Voor de relaxatie van deze koppeling is energie (adenosinetrifosfaat, ATP) nodig. Voor de aërobe energievoorziening – het vrijmaken van energie met behulp van de oxidatie van vetten, glucose met zuurstof – zijn mitochondriën nodig. Dit zijn kleine cellen in de spier waar de chemische reactie plaatsvindt, waardoor vetzuren en glucose worden afgebroken en omgezet in ATP. Dit ATP is nodig voor de ontkoppeling van de cross-bridges tussen de actine- en myosinefilamenten in de spiercel. Het is dus van belang voor de aërobe energievoorziening dat er zo veel mogelijk zuurstof terechtkomt op de plaats waar het nodig is.

In de spier worden de bloedvaten steeds kleiner en vertakken zij zich steeds meer. Op een gegeven moment zijn de vaten zo nauw dat er nog maar één erytrocyt tegelijk doorheen kan; dan noemt men het vat de capillair. Capillairen hebben zulke dunne wanden dat het zuurstofmolecuul het hemoglobinemolecuul los kan laten en door de capillairwand heen kan diffunderen (diffusie is het bewegen van een molecuul op basis van een concentratieverschil). Het molecuul zal van een plaats met een hoge concentratie stromen naar een plaats met een lage concentratie. Het zuurstofmolecuul kan dan via diffusie naar de mitochondriën worden getransporteerd, waar de zuurstof verbruikt wordt voor de verbranding van vetten en glucose. De hierbij vrijgekomen energie wordt gebruikt voor de samentrekking van de spieren.

Spieren zijn opgebouwd uit drie typen spiervezels: type I, type IIa en type IIx. Type I-vezels zijn oxidatieve vezels die goed in staat zijn om vetten en glucose te oxideren met behulp van zuurstof (zie tabel 1.1). Type IIa-spiervezels kunnen dit ook, maar zij kunnen daarnaast ook energie uit glucose en glycogeen vrijmaken zonder zuurstof. Type IIx-vezels (of type IIb, zoals ze vroeger in veel leerboeken werden genoemd) zijn vooral in staat om zonder zuurstof energie te genereren uit glucose (glycolyse) en glycogeen (glycogenolyse). De relatie tussen de oxidatieve en de glycolytische capaciteit van spiervezels laat dus zien dat spiervezels met een hoge oxidatieve capaciteit een lage glycolytische capaciteit bezitten en omgekeerd. In de literatuur wordt ook wel gesuggereerd dat deze driedeling niet zo zwart-wit is, maar meer moet worden beschouwd als een continuüm tussen type I- en type IIx-vezels.

Tabel 1.1   Eigenschappen van de verschillende spiervezeltypen (naar Jones et al., 2004)

	type I	type IIa	type IIb/x
contractiesnelheid	langzaam	gemiddeld	hoog
uithoudingsvermogen	hoog	gemiddeld	laag
levering vermogen	laag	gemiddeld	hoog
oxidatieve enzymen	hoog	gemiddeld	laag
glycolytische enzymen	laag	gemiddeld	hoog

Zijn er verschillen op het gebied van de spierfysiologie tussen wielrenners en ongetrainde personen? Ja. De spieren van wielrenners ondergaan veranderingen onder
invloed van jarenlange duurtraining en wedstrijdkilometers. Een onderzoek bij
Spaanse wielrenners laat duidelijk de veranderingen van training zien op spierniveau
(Rodriguez e.a., 2002). Een groep eliterenners met een leeftijd van 21 jaar werd vergeleken met een groep eliterenners van 25 jaar die een langere trainingshistorie hadden. Deze twee groepen werden weer vergeleken met inactieve personen van respectievelijk 21 en 25 jaar. Uit de resultaten kwam naar voren dat hoe groter de
trainingsstatus hoe groter het aantal type I-spiervezels en hoe lager het aantal type IIa-
spiervezels. Het aantal type IIb-spiervezels verschilde niet tussen de twee groepen
wielrenners, maar was wel hoger in vergelijking met de ongetrainde controles. Verder
was er een vergrote dwarsdoorsnede van alle spiervezeltypen bij de renners die langer
dan drie jaar actief waren, en was de mitochondriële dichtheid in alle spiervezels toegenomen. Dit effect was ook groter met toename van de trainingsstatus. Ook vond
men een verschil in capillaire dichtheid tussen de 25 jaar oude renners (hoogste
waarden), de 21-jarige renners en de ongetrainde controles (laagste waarden) (Rodriguez e.a., 2002). De capillaire dichtheid is het aantal capillairen (haarvaatjes) per mil-
limeter in een spier; de capillairen zorgen voor o.a. de aan- en afvoer van zuurstof,
afvalstoffen en nutriënten. Deze resultaten laten duidelijk de bekende effecten van
duurtraining op de skeletspier zien.

De verschuiving in de vezeltypesamenstelling is een belangrijke bevinding. Uit onderzoek bij wielrenners blijkt namelijk dat de efficiëntie van een renner toeneemt naarmate hij meer type I-spiervezels heeft (Horowitz e.a., 1994). Een grotere efficiëntie[3] is
belangrijk om zo veel mogelijk vermogen op de pedalen te kunnen leveren en zo min
mogelijk energie te verspillen. Uit metingen uit ditzelfde laboratorium bij Lance Armstrong (Coyle, 2005) blijkt dat zijn efficiëntie in de loop der jaren toe is genomen (zie
figuur 1.7) en er wordt verondersteld dat deze toegenomen efficiëntie behoort tot de
belangrijkste factoren die hebben bijgedragen aan zijn successen. De verschuiving in

---

3   Efficiëntie is de hoeveelheid arbeid (watt) die een renner per verbruikte liter zuurstof kan leveren.
    Hoe hoger het aantal geleverde watts per opgenomen liter zuurstof, hoe hoger de efficiëntie.

vezeltype door training is slechts zeer beperkt; de maximale verschuiving is tussen 10 en 15% (Beneke e.a., 1989). Een kleine verschuiving kan echter al een aanzienlijk effect hebben op de efficiëntie en dus op het prestatievermogen.

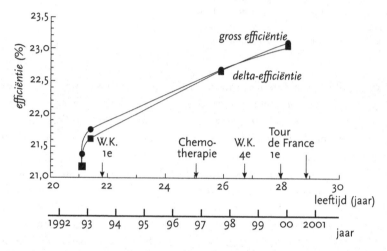

Figuur 1.7. Mechanische efficiëntie tijdens fietsen over een periode van 6 jaar (1993-1999) van Lance Armstrong. In deze periode verbetert zijn efficiëntie van ongeveer 21,5% naar 23%. (Coyle, 2005a.)

1.2.5 Het kortdurende inspanningsvermogen

De belangstelling van veel sportwetenschappers en trainers lag in het verleden voornamelijk bij het duuruithoudingsvermogen. Het inspanningsvermogen voor prestaties van korte duur met een maximale intensiteit – het anaërobe inspanningsvermogen – is hierdoor relatief onderbelicht gebleven. Dat is jammer omdat het kortdurende inspanningsvermogen vaak belangrijk is voor de uitslag van een wedstrijd. De beslissing in bijna alle wedstrijden valt tijdens momenten van hoge intensiteit en korte duur. Denk maar eens aan een demarrage, een beklimming van een heuvel, of de eindsprint: dit zijn momenten waarop naast het duuruithoudingsvermogen ook het kortdurende (anaërobe) inspanningsvermogen aangesproken wordt en beslist tussen winst of verlies.

Een van de kenmerken van het anaërobe inspanningsvermogen is dat het door de hoge intensiteit slechts kort volgehouden kan worden. Meestal wordt het maximale vermogen dat de sporter kan ontwikkelen al na enkele seconden bereikt. Dit vermogen wordt geleverd door de hoeveelheid energie die in de spier aanwezig is (in de vorm van vrij ATP en creatinefosfaat). Na ongeveer 5 seconden neemt het vermogen al weer af, omdat de hoeveelheid ATP en creatinefosfaat in de spier opraakt. Hierna moeten andere energiesystemen deze taak overnemen. Hiervoor beschikken we over twee andere systemen: de anaërobe glycolyse (de afbraak van glucose en glycogeen) en het aërobe verbrandingssysteem (verbranding van zowel koolhydraten als vetten met zuurstof). Deze twee laatstgenoemde energiesystemen kunnen per seconde minder energie vrijmaken dan het creatinefosfaatsysteem, vandaar de afname in het geleverde vermogen. Eigenlijk is het niet helemaal juist om over het anaërobe inspanningsvermogen te spreken, omdat altijd een deel van de energie uit de aërobe verbranding van koolhydraten en vetten komt. Maar voor het gemak spreekt men bij inspanningen die korter dan 2 minuten duren van anaërobe inspanning, bij inspanningen die langer duren spreekt men van aërobe inspanning.

Het anaërobe inspanningsvermogen wordt grotendeels bepaald door de individuele spiervezelsamenstelling (Bar-Or, 1987). Een sporter met van nature veel snelle spiervezels (sprinter) zal over een beter anaëroob prestatievermogen beschikken dan iemand met veel langzame spiervezels (de geboren duursporter). Het anaërobe inspanningsvermogen is echter niet voor 100% genetisch bepaald. Afhankelijk van de gebruikte anaërobe test lijkt het anaërobe vermogen voor 50 tot 90% genetisch bepaald te zijn.

Het anaërobe inspanningsvermogen wordt beïnvloed door een aantal factoren, zoals temperatuur van de spieren, vermoeidheid en training. Hoe beter de spieren zijn opgewarmd voorafgaand aan de inspanning, des te beter zal de prestatie zijn. Zelfs als de spieren passief worden opgewarmd door middel van een warm bad of bij de kachel, is dit prestatiebevorderende effect al zichtbaar (Asmussen en Boje, 1945).

Vermoeidheid heeft ook een grote invloed op het anaërobe inspanningsvermogen. Indien de sporter nog niet voldoende hersteld is van een voorgaande inspanning zal hij ook minder presteren omdat de energievoorraden nog niet volledig aangevuld zijn.

Gelukkig zijn er mogelijkheden om het anaërobe inspanningsvermogen te verbeteren. Dit kan door middel van training. Door duurtraining zal het herstelvermogen van de snelle spiervezels toenemen waardoor de spier weer eerder 'fris' is om opnieuw een goede prestatie te kunnen leveren. Het is dus belangrijk voor sporters die herhaald binnen een kort tijdsbestek zware anaërobe inspanningen moeten leveren om ook het aërobe uithoudingsvermogen te trainen door middel van duurtraining.

Door sprinttraining kan men de hoeveelheid energierijke fosfaten in de spieren laten toenemen. Bovendien kan de hoeveelheid beschikbare energie in de spier worden beïnvloed met voedingsmiddelen, zoals door het gebruik van bijvoorbeeld creatine. Maar de meest eenvoudige manier is om koolhydraten te stapelen, zoals de duursporters gewoonlijk doen (in de vorm van enorme borden spaghetti, macaroni, rijst e.d.). Hierdoor worden de voorraden glycogeen in de spieren vergroot waardoor ook het anaërobe prestatievermogen wordt verbeterd. In hoofdstuk 3 komt het gebruik van creatine en koolhydraten uitvoerig aan bod.

Opvallend is de leeftijd van sprinters op de weg en op de baan. Daar waar de iets jongeren al zeer goed presteren op andere disciplines (bijvoorbeeld klassiekers en tijdritten) zien we dat de relatief wat ouderen van rond en boven de 30 jaar de boventoon voeren bij de sprint op zowel de weg als de baan. Denk maar eens aan Mario Cipolli-ni en Erik Zabel in Milaan-San Remo: beiden wonnen op latere leeftijd deze wedstrijd in de massasprint. Dit is geen toeval. Is het maximale aërobe vermogen (maximale zuurstofopname) rond het 20e levensjaar op een maximum gekomen, het anaërobe vermogen (voornamelijk het vermogen om glucose en glycogeen zonder zuurstof te verbanden) ontwikkelt zich nog verder en bereikt een maximum rond het 30e levens-jaar. Er bestaan natuurlijk uitzonderingen op deze regel, Tom Boonen presteerde het bijvoorbeeld al op relatief jonge leeftijd om eindsprints te winnen.

1.2.6 Duurinspanning
Tijdens langdurige intensieve inspanning zal met toenemende intensiteit meer ener-gie uit spierglycogeen en bloedglucose worden gehaald en wordt het aandeel in de vet-verbranding minder (zie figuur 1.8).

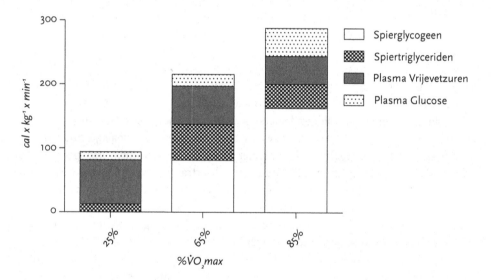

Figuur 1.8. Het effect van de intensiteit van de inspanning op de keuze van het brandstofverbruik bij man-nen. Met toenemende inspanning neemt het gebruik van vetten uit vrije vetzuren in het bloed (plasma vrije vetzuren) en de opgeslagen vetcellen tussen de spiervezels (spiertriglyceriden) allereerst toe (tot onge-veer 65% van de $\dot{V}O_2$max). Daarna neemt de vetverbranding steeds verder af en zal de benodigde energie uit koolhydraten worden gehaald en worden opgeslagen in de spier (spierglycogeen) of uit glucose in het bloed (plasmaglucose). (Romijn e.a. 1993.)

Maar vanwege de beperkte glycogeenvoorraad in de spier en de beperkte capaciteit van het lichaam om toegediende glucose zoals sportdrankjes te verbranden (maximaal zo'n 60-70 g per uur), raakt de glycogeenvoorraad in de lever en in de spier op een gegeven moment relatief uitgeput en zal het lichaam moeten overschakelen op vetverbranding. Omdat er uit vet veel minder energie per minuut kan worden vrijgemaakt daalt het tempo van de sporter enorm als zijn glycogeenvoorraden uitgeput zijn: dan komt hij 'de man met de hamer' tegen. Ook kunnen er tijdens extreme inspanningen eiwitten worden verbrand, maar het aandeel van de eiwitten in de totale energievoorziening is verwaarloosbaar.

Optimale vetverbranding

Er zijn veel vragen rondom de maximale vetverbranding tijdens inspanning. Dit is de intensiteit waarbij de meeste vetten worden verbrand (in grammen per minuut) tijdens inspanning. Deze intensiteit blijkt op ongeveer 64% van de $\dot{V}O_2$max te liggen, waarbij jonge gezonde volwassenen 0,5-0,6 gram vet per minuut verbranden (Achten e.a., 2002). De vetverbranding is afhankelijk van het type inspanning – bijvoorbeeld hoger tijdens lopen dan tijdens fietsen (Achten e.a., 2003) – en verder afhankelijk van de getraindheid. Hoe beter de getraindheid, hoe beter het lichaam in staat is om vetten te verbranden tijdens inspanning (Hurley e.a., 1986).

Indien de $\dot{V}O_2$max niet bekend is, dan kan aan de hand van de maximale hartfrequentie worden geschat. De maximale vetverbranding ligt namelijk op ongeveer 74% van de maximale hartfrequentie. De trainingsintensiteit luistert niet heel erg nauw, want tussen 55% en 72% van de $\dot{V}O_2$max ligt de vetverbranding binnen 10% van maximaal. Indien de intensiteit boven 64% van $\dot{V}O_2$max ligt, neemt de vetverbranding af. Wanneer de intensiteit boven 89% van de $\dot{V}O_2$max ligt (dat is boven 92% van de maximale hartfrequentie) is het lichaam vrijwel uitsluitend koolhydraten aan het verbranden (Achten e.a., 2002); de vetverbranding staat dan op een heel laag pitje (figuur 1.9).

Tijdens lichte inspanning zal met name de verbranding van vrije vetzuren van belang zijn voor de energievoorziening. Tijdens deze activiteiten van lage intensiteit zullen vooral de type I-spiervezels worden gerekruteerd. Dit zijn oxidatieve spiervezels, dus de aërobe stofwisseling zal zorg dragen voor de energievoorziening.

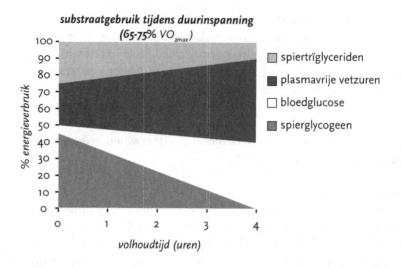

Figuur 1.9. Het energiepercentage uit de vier belangrijkste energiesystemen tijdens duurinspanning (65-75% van de V̇O₂max). Aanvankelijk wordt ongeveer de helft van de energie uit koolhydraten en vetten gehaald. Wanneer de spierglycogeenconcentratie afneemt, wordt de bloedglucoseconcentratie steeds belangrijker. Na twee uur inspanning is het nuttigen van een koolhydraatrijke voeding noodzakelijk om de bloedgluco-seconcentratie en dus het prestatievermogen op peil te houden. (Coyle, 1995.)

1.2.7 Warmtehuishouding

Mensen zijn *homeothermen*, dat wil zeggen dat we onze lichaamstemperatuur binnen een bepaalde kleine range moeten houden (tussen 35 en 42 °C) om te overleven. Bij te hoge lichaamstemperaturen vallen veel eiwitten in het lichaam uiteen (zij denatureren), bij een te lage temperatuur zullen veel lichaamsprocessen veel langzamer verlopen en zullen bijvoorbeeld weefsels afsterven (koudeletsel). Tijdens inspanning neemt de lichaamstemperatuur toe. De kerntemperatuur – de temperatuur binnen in het lichaam, zoals in het hart en de hersenen – is afhankelijk van de intensiteit waarmee wordt ingespannen. Het blijkt dat over een brede range van omgevingstemperaturen (tussen 4 en 30 °C) de lichaamstemperatuur tijdens inspanning onafhankelijk is van de omgevingstemperatuur en door het lichaam wordt ingesteld op basis van het percentage van de V̇O₂max waarop wordt ingespannen (Nielsen, 1938). Bij lagere omgevingstemperaturen moet er goed op de kleding worden gelet om de kerntemperatuur op peil te houden.

Het thermoregulatiecentrum bevindt zich in de hersenen (bepaalde delen van de hypothalamus) en is zeer gevoelig voor kleine veranderingen in temperatuur van het langsstromende bloed. Samen met de informatie uit de thermosensoren in de huid wordt de lichamelijke respons om de warmtehuishouding te reguleren ingesteld.

Het lichaam moet de warmte die wordt geproduceerd tijdens inspanning – dat is het gedeelte van de stofwisseling dat niet wordt aangewend voor de inspanning (ca. 80% van het totale energiegebruik!) en dat niet wordt opgeslagen in het lichaam ten gevolge van de stijging in de kerntemperatuur – kwijtraken aan de omgeving. De warmteafgifte tijdens inspanning kan gebeuren door verdamping van zweet, via de verdamping van vocht via de ademhaling, de straling van warmte naar de omgeving en het opwarmen van de temperatuur van de lucht in de omgeving (warmtegeleiding) (figuur 1.10).

Bij wielrennen gaat de warmteafgifte gemakkelijker dan bij bijvoorbeeld hardlopen, omdat door de snelheid van de renner er gemakkelijk warmte aan de langskomende lucht kan worden afgestaan. Bovendien kan het zweet gemakkelijker verdampen, waardoor er veel warmte wordt afgestaan. Maar alleen zweet dat wordt verdampt draagt bij aan de warmteafgifte. Zweet dat met een handdoek wordt afgeveegd of dat van het lichaam op de grond druppelt, draagt niets bij aan de warmteafgifte.

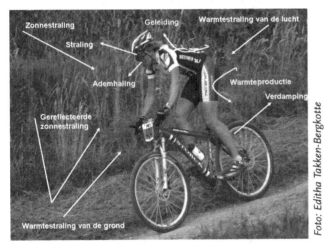

Figuur 1.10. *Routes voor de warmteafgifte of warmteopname (warmtebalans) tijdens inspanning. Tijdens inspanning wordt er warmte in het lichaam opgeslagen; de lichaamstemperatuur zal stijgen.*

Tijdens inspanning in de warmte ontstaat er een competitie tussen de bloedstroom naar de huid en de bloedstroom naar actieve beenspieren. De bloedstroom naar de huid wordt verhoogd om zo meer warmte aan de omgeving af te kunnen geven, en de bloedstroom naar de spieren zal toenemen om zo veel mogelijk zuurstof naar de spieren te transporteren. Bij hoge omgevingstemperaturen is het moeilijker om via straling en geleiding warmte af te geven. Bij omgevingstemperaturen boven de huidtemperatuur wordt het lichaam juist opgewarmd en draagt alleen de verdamping bij aan de warmteafgifte. Een hoge luchtvochtigheid bemoeilijkt ook de warmteafgifte door verdamping en vergroot de kans op oververhitting tijdens inspanning aanzienlijk. Het

is dan ook van belang om onder deze extreme omstandigheden (een hoge omgevingstemperatuur samen met een hoge luchtvochtigheid) veel koele drankjes te blijven
nuttigen, om geen vochttekort te krijgen.

1.3   LICHAAMSBOUW

Ook lichaamsbouw speelt een belangrijke rol als prestatiebepalende eigenschap. Klassieke klimmers zijn meestal lichte kleine renners: extra kilo's spier moeten de berg op
worden meegezeuld tegen de zwaartekracht in. Daarom zijn lichtgebouwde renners
in het voordeel wanneer het parcours bergop gaat. Klimmers zijn in staat om veel vermogen per kilogram lichaamsgewicht (watt/kg) te leveren op hun anaërobe drempel.
Dit is een eigenschap die noodzakelijk is tijdens lange beklimmingen. Hierbij moet
langdurig veel vermogen geleverd worden.

Tijdrijders hebben een andere lichaamsbouw: zij zijn over het algemeen langer en
zwaarder dan klimmers, maar iets kleiner en lichter dan klassiekerrenners (Swain
e.a., 1988). Omdat tijdrijders iets kleiner en lichter zijn, hebben ze een kleinere frontale oppervlakte, waardoor ze een betere stroomlijn hebben dan de klassiekerrenners.
Tijdrijders zijn wel in staat om een heel hoog vermogen te leveren op hun anaërobe
drempel; dat hebben ze immers nodig voor de tijdritprestatie. Vanwege hun grotere
gewicht zijn tijdrijders en klassiekerrenners vaak minder goede klimmers (Mujika en
Padilla, 2001).

In het baanwielrennen worden ook verschillende typen lichaamsbouw bij verschillende wedstrijdonderdelen gevonden (Craig en Norton, 2001). Zo zijn sprinters
vaak kleiner en gespierder gebouwd dan achtervolgers. Dit is waarschijnlijk een voordeel voor het leveren van een hoog vermogen en het rijden met hoge trapfrequenties.
Tijdrijders en achtervolgers zijn het langst, vooral omdat zij lange benen hebben
(Foley e.a., 1989). Hierdoor zijn ze in het voordeel om gemakkelijker een grote versnelling te rijden, vanwege de grotere hefboom van de lange bovenbenen (Craig en
Norton, 2001).

Wielrenners hebben vanwege het vele trainen een afgetraind lichaam met een
laag vetpercentage. Daar waar een normaal gebouwde man een vetpercentage heeft
tussen 15 en 20 procent, hebben succesvolle wielrenners een vetpercentage tussen 4
en 8 procent. Vrouwen hebben een hoger vetpercentage. Goed getrainde wielrensters
hebben veelal een vetpercentage tussen 10 en 15 procent (Beneke e.a., 1989). Het is
voor wielrenners belangrijk om het lichaamsgewicht zo laag mogelijk te houden; extra
lichaamsgewicht is vaak alleen maar overbodige ballast, vooral bij het klimmen.
Bovendien verhoogt elke kilogram de rolweerstand van de banden met het wegdek.

1.4 GENETISCHE AANLEG EN PRESTATIE

Het is bekend dat de genetische aanleg van een sporter in grote mate het prestatie-vermogen beïnvloedt. Onderzoek waarbij tweelingen werden vergeleken, laat zien dat o.m. maximale hartfrequentie, maximale zuurstofopname en maximale bloedlactaat-concentratie na inspanning voor een groot deel genetisch bepaald zijn (Klissouras, 1971). Bovendien blijkt uit genetisch onderzoek dat de trainingsvooruitgang ook voor een groot deel genetisch bepaald is (Bouchard e.a., 1999). Wetenschappers hebben geprobeerd om prestatiebepalende genen te vinden onder topsporters en bergbe-klimmers (Macarthur en North, 2005). Uit al deze studies zijn verschillende presta-tiebepalende genen naar voren gekomen. Een van de meest in het oog springende genen is het gen voor het angiotensine-converting enzyme (ACE). Onder duurspor-ters als hardlopers en bergbeklimmers wordt vaker het subtype van een bepaald gen gevonden (het I [insertie] -polymorfisme van het ACE-gen) dan bij de normale bevol-king. Bij elitewielrenners werd er echter een hogere frequentie gevonden van een ander subtype van dit gen (het D [deletie]-polymorfisme van het ACE-gen) (Lucia e.a., 2005). Dit genetische type wordt meestal bij krachtsporters gevonden. Waarschijnlijk doordat in het hedendaagse wielrennen kracht een belangrijke rol speelt, komt het D-polymorfisme meer bij wielrenners voor dan bijvoorbeeld bij hardlopers (Lucia e.a., 2005).

Het gebruik van genetische screening voor het identificeren van talent of het opstellen van trainingsrichtlijnen gebeurt (nog) niet in de sportwereld. Vanwege de complexiteit van het prestatievermogen en de samenhang tussen vele genetische en omgevingsfactoren zal dit ook waarschijnlijk op korte termijn niet tot stand kunnen komen. Vooralsnog geldt wat de befaamde Zweedse inspanningsfysioloog Per-Olof Åstrand ooit opmerkte: 'Het belangrijkste wat een jonge ambitieuze atleet kan doen is de juiste ouders kiezen.'

1.5 DE INSPANNINGSTEST: VASTLEGGEN VAN FYSIOLOGISCHE VARIABELEN

Regelmatig zijn renners en begeleiders met elkaar in discussie over hun prestatie tij-dens een inspanningstest. Renner A trapte wel een maximaal vermogen van 400 watt en had daarbij een $\dot{V}O_2$max van 4,6 liter/minuut, terwijl renner B slechts tot 325 watt kwam tijdens de test en een $\dot{V}O_2$max had van 3,7 liter/minuut tijdens een inspan-ningstest. In de wedstrijden daarentegen reed renner B aanzienlijk beter dan renner A. Hoe zit dat nu precies met de uitslagen van zo'n inspanningstest en wat betekent nu zo'n $\dot{V}O_2$max precies?

De meest gebruikte maat voor de conditie is de maximale hoeveelheid zuurstof die iemand per minuut kan opnemen tijdens maximale inspanning op zeeniveau waarbij veel spiermassa wordt gebruikt, de $\dot{V}O_2$max. De $\dot{V}O_2$max kan bijvoorbeeld in een inspanningslaboratorium of bij een Sportmedisch Adviescentrum (SMA) of

Sportgeneeskundige Afdeling (SGA) van een ziekenhuis gemeten worden met behulp van ademgasanalyse.

Overigens kan de $\dot{V}O_2$max (in L/min) ook geschat worden uit veldgegevens verzameld op bijvoorbeeld de wielerbaan met behulp van de volgende formule (Faria e.a., 2005):

$$\dot{V}O_2\text{max (l/min.)} = -4,5 + 0,17 \times C1 + 0,052 \times C2 + 0,022 * C3$$

waarbij
$C1$ = de snelheid van de renner (km/h)
$C2$ = de windsnelheid (km/h)
$C3$ = het gewicht van de renner (kg)

$\dot{V}O_2$max of $\dot{V}O_2$peak; wat is het verschil?

Ongeacht leeftijd of gewicht neemt de zuurstofopname (O_2) progressief toe tijdens oplopende inspanningsintensiteit. In theorie bereikt de zuurstofopname een plateau op het moment dat de mate van inspanning verder toeneemt en het zuurstofverbruik niet meer. De meting van dit plateau in O_2 wordt gebruikt als een maat voor de maximale zuurstofopname ($\dot{V}O_2$max). Dit plateau wordt echter doorgaans niet geobserveerd bij het testen van kinderen en jongeren (Rowland, 1993). Bovendien wordt het ook niet altijd geobserveerd bij volwassenen. Als indicatie voor de werkelijke $\dot{V}O_2$max wordt de 'piek'-O_2 gebruikt ($\dot{V}O_2$peak), hetgeen de hoogst gemeten zuurstofopname is gedurende een inspanningstest op het moment dat een proefpersoon subjectieve tekenen geeft van maximale inspanning (Rowland, 1993).

Maar wat zegt nu precies zo'n $\dot{V}O_2$max? Hoe hoger deze waarde is, hoe meer energie er vrijgemaakt kan worden met behulp van zuurstof in de mitochondriën in de spieren om het contractieproces (samentrekken en ontspannen) in de spier soepel te laten verlopen. Topwielrenners bezitten dan ook een heel hoge $\dot{V}O_2$max-waarde. Maar het is absoluut niet zo dat de medailles verdiend worden door de sporters met de hoogste $\dot{V}O_2$max! Een hoge $\dot{V}O_2$max is slechts een voorwaarde om goed te kunnen presteren. Er komen zoals eerder besproken nog veel andere factoren om de hoek kijken bij een topprestatie, zoals techniek, tactiek en aërodynamica.

1.5.1 Het geheim van Armstrong

Een ander belangrijk aspect is hoe efficiënt er omgegaan kan worden met de beschikbare energie. Kleine verschillen in efficiëntie kunnen al grote effecten hebben op de totale prestatie. Dit is een van de geheimen achter de prestaties van Lance Armstrong. In 1993, toen hij nog niet zo'n superman was, bedroeg zijn efficiëntie tijdens het fietsen 21,5%. In 2000 was zijn efficiëntie gestegen tot 23,2%. Hierdoor was hij in staat om 8% meer vermogen te leveren tijdens de race op een zelfde zuurstofopname (Coyle, 2005) en dat was een aanzienlijke verbetering (zie figuur 1.5) – helemaal als men zich realiseert dat het verschil tussen winnen en verliezen in de topsport soms minder dan 1% bedraagt.

Zie ook tabel 1.2.

Tabel 1.2   Fysieke en fysiologische karakteristieken van professionele wegwielrenners (Coyle, 2005; Mujika en Padilla, 2001)

parameter	specialisme			
	tijdrijders	klimmers	vlak	Armstrong
lengte (cm)	181	175	186	180
gewicht (kg)	71	62	78	71
$\dot{V}O_{2max}$ (l/min.)	5,7	5,1	5,7	6,0
$\dot{V}O_{2max}$/kg (ml/kg/min.)	79,2	80,9	74,4	84,5
W_{max} (watt)	457	404	461	500
W_{max}/kg (watt/kg)	6,4	6,5	6,0	7,0

Prestaties van Armstrong vergeleken

Het staat buiten kijf dat Lance Armstrong een buitengewoon renner is die goed kan tijdrijden en klimmen. Maar hoe presteert hij ten opzichte van bijvoorbeeld andere kampioenen uit het verleden? De huidige snelheden van etappes en klimtijdritten zijn moeilijk te vergelijken met vroeger. De wegen zijn enorm verbeterd, men is meer gaan letten op de aërodynamica, maar ook het materiaal zelf is enorm verbeterd. In de begindagen van de Tour woog een fiets 20 kg, nu is dat zo'n 8 kg. Wanneer we de gemiddelde snelheid van de klimtijdrit op de beruchte Mont Ventoux vergelijken tussen Armstrong in 1999 en Bahamontes in 1958, dan reden ze beiden een gemiddelde snelheid van 20,6 km/uur, hoewel de fiets van Bahamontes zo'n 5 kg zwaarder was dan die van Armstrong. Uitgedrukt in vermogen (watt per kg lichaamsgewicht) leverde Bahamontes een betere prestatie (6,1 watt/kg) dan Armstrong (5,7 watt/kg) (Lucia e.a., 2003). Dit laat zien dat Armstrong wel een superrenner is, maar niet uitzonderlijk veel beter dan andere legendes. Niemand anders echter heeft ooit zevenmaal de Tour de France gewonnen, wat Armstrong dan toch weer uitzonderlijk maakt.

1.5.2   Maximaal vermogen

Terug naar het eerste voorbeeld van de twee renners die in discussie waren over hun maximale vermogen. Het maximale vermogen, of Wmax, is de maximale belasting die een renner kan verdragen op een fietsergometer tijdens een inspanningstest met een toenemende intensiteit. De Wmax is vergelijkbaar met de $\dot{V}O_2$max, alleen is de

Wmax afhankelijk van de belastingsstappen tijdens de inspanningstest en de efficiëntie waarmee de renner fietst. Wordt er een test uitgevoerd waarbij in een korte tijd grote belastingsstappen worden uitgevoerd, dan haalt een proefpersoon een hogere Wmax dan wanneer er een protocol wordt gebruikt met heel langzaam oplopende belastingsstappen. Dus de Wmax is alleen te vergelijken indien de inspanningstests met een zelfde protocol zijn uitgevoerd.

1.5.3 Anaërobe drempel

Vaak spreken trainers en begeleiders over een bepaald omslagpunt, anaërobe drempel, verzuringspunt enz. Dit is een heel belangrijke factor voor de duurprestatie, zo niet de belangrijkste prestatiebepalende factor voor duursporten. Dit punt geeft aan tot welke intensiteit het lichaam de energie voornamelijk uit de verbranding van vetten en koolhydraten kan halen. Boven een bepaalde intensiteit gaan de spieren meer gebruik maken van de anaërobe stofwisseling: dan wordt energie vrijgemaakt uit glucose en glycogeen, waarbij de lactaatproductie in de spier groter wordt dan de lactaatafbraak. Hierdoor zal de lactaatconcentratie in de spier en in het bloed stijgen.

Een probleem met bloedlactaatbepalingen en het daaruit voortvloeiende 'omslagpunt' is dat er vele bepalingsmethoden zijn, die elk een andere waarde geven (Takken, 2004). Het is moeilijk om waarden die met behulp van verschillende methoden en apparaten verkregen zijn te vergelijken (Medbo e.a., 2000). Een ander probleem is dat de lactaatconcentratie in het bloed niet overeenkomt met de productie in de spier. De concentratie gemeten in bijvoorbeeld de vingertop of oorlel is niet meer dan een afspiegeling van hetgeen er in de spier is geproduceerd.

1.5.4 Melkzuur: vriend of vijand?

Sportarts Adwin Hoogeveen en collega's uit het Máxima Medisch Centrum in Veldhoven onderzochten de relatie tussen de maximale lactaat-'steady state' (MLSS) en de tijdritprestatie op een wegparcours (Hoogeveen e.a., 1997). De MLSS is de hoogste waarde die de lactaatconcentratie in het bloed in steady state kan bereiken. Dertien toptriatleten en dertien topwielrenners legden een tijdrit van 40 km af. De hartfrequentie en de tussentijden toonden het bereiken van een steady state aan. De onderzoekers bepaalden na 20 en na 40 km de lactaatconcentratie in het bloed en namen het gemiddelde als waarde voor de MLSS. De 20- en 40 km-lactaatwaarden verschilden voor geen van de proefpersonen van elkaar. De onderzoekers vonden MLSS-waarden variërend van 3,2 tot 12,2 mmol/l met een gemiddelde van 7,4 ± 2,5 mmol/l. Drie triatleten en twee wielrenners haalden zelfs plasmalactaatwaarden hoger dan 10 mmol/l gedurende bijna een uur! De lactaatwaarden hingen niet samen met de tijdritprestatie.

Hoewel veel mensen in de sportpraktijk lactaat nog steeds als afvalproduct zien, en lactaat associëren met vermoeidheid, is deze kijk op lactaat verouderd (Philp e.a., 2005). Volgens de huidige inzichten is lactaat een belangrijke intermediair in de stofwisseling tijdens inspanning en zijn lactaatproductie en vermoeidheid niet aan elkaar gerelateerd (Philp e.a., 2005). Weliswaar speelt lactaat als zuur een kleine maar negatieve rol in de glycolyseactiviteit door remming van het enzym fosfofructokinase, maar aan de andere kant heeft de verzuring ook een verplaatsing naar rechts van de oxyhemoglobinecurve tot gevolg. Dit leidt tot een betere afkoppeling van zuurstof van het hemoglobine. Bovendien resulteert een lagere pH in vasodilatatie (vaatverwijding) van het vasculaire bed in de werkende spieren. Beide factoren zorgen voor een grotere hoeveelheid beschikbare zuurstof voor het spierweefsel en voor een betere duurprestatie. Bovendien is lactaat tijdens inspanning een belangrijke energiebron voor o.m. de hartspier (Philp e.a., 2005).

Hoge bloedlactaatwaarden tijdens inspanning zijn wellicht heel gunstig voor het prestatievermogen van duursporters. Dit geeft een nieuwe kijk op lactaat, het is zeker geen afvalproduct van de stofwisseling.

1.5.5 Van inspanningstest naar trainingsadvies

Voor een kwalitatief goede test en een bijbehorend trainingsadvies moeten tijdens de test minimaal hartfrequentie, wattage en zuurstofopname worden gemeten. De Conconi-test en de Åstrand-test zijn, ofschoon ze in de praktijk veel gebruikt worden, geen geschikte inspanningstests voor wielrenners. Wanneer een renner zich laat testen, moet hij ervoor zorgen dit zo veel mogelijk bij dezelfde instelling te laten doen, want zo worden verschillen in testuitvoering uitgesloten. Onderzoek bij professionele wielrenners wijst uit dat een inspanningstest aan het begin van het seizoen voldoende is om voor een heel jaar goede trainingsrichtlijnen te hebben op basis van de hartfrequentie (Lucia e.a., 2000). Deze bevindingen worden ondersteund door onderzoek uit eigen land bij goed getrainde amateurwielrenners (Hoogeveen, 2000). Ook uit dit onderzoek kwam naar voren dat bij goed getrainde wielrenners het trainingsadvies op basis van de hartfrequentie en de gaswisselingsparameters (ventilatiedrempels) niet aan grote veranderingen onderhevig is tijdens het seizoen (Hoogeveen, 2000). Dezelfde bevinding werd gedaan bij mountainbikers (Impellizzeri e.a., 2005). Bij ongetrainde mensen die beginnen met trainen zijn er wel duidelijke verschillen gevonden in ventilatiedrempels tijdens de trainingsperiode. Een eenmalige uitgebreide inspanningstest aan het begin van het seizoen (in februari of maart) is dus voor ervaren wielrenners een goede investering.

Vraag ook altijd een uitdraai van de resultaten en bewaar deze goed in een dossier. Vaak komen sporters alleen voor een inspanningstest als het slecht gaat en nooit op het moment dat zij in vorm zijn. Dat is erg jammer, want zo is vergelijking erg moeilijk en bestaat er geen goede referentie.

1.6 MENTALE ASPECTEN

Wielrenprestatie is meer dan alleen fysiologie. Naast fysieke factoren spelen ook mentale aspecten een belangrijke rol. Dit overzicht is met name van toepassing op tijdritten en individuele prestaties. Bij wedstrijden waarbij met meerdere tegenstanders in de baan wordt gereden, zijn o.a. tactiek, maar ook het uit de wind kunnen zitten (bv. waaierrijden) belangrijke vaardigheden. Vaak is het verschil tussen winst en verlies niet te herleiden tot fysieke mogelijkheden. Denk maar eens aan de uitslag van belangrijke klassiekers: na 260 km wedstrijd is het verschil tussen de eerste drie aankomenden vaak minder dan 0,5%.

Het is niet altijd zo dat de sterkste wint, ook mentale variabelen spelen een belangrijke rol. De Italiaanse uitdrukking *grinta*, dat zoveel betekent als de wil om te winnen, maakt veelal het verschil tussen een winnaarstype en een zeer goede knecht. Hoewel dus de psychologische variabelen in de totale prestatie maar een kleine rol spelen – veel minder dan de fysieke variabelen –, geven de psychologische variabelen net dat laatste procentje extra van een topper. Mentale tests en sportpsychologische begeleiding worden tot op heden nog maar sporadisch in het wielrennen toegepast. De mentale factoren vormen wel het domein waar voor veel renners prestatiewinst te halen is.

Een zeer interessante vraag in het mentale domein is hoe een renner van tevoren inschat op welk niveau van inspanning hij kan volhouden over een bepaalde van tevoren ingeschatte afstand of tijd; denk hierbij aan bijvoorbeeld een tijdrit of ontsnappingspoging. De Duitser Ulmer introduceerde voor het beantwoorden van deze vraag het begrip *teleoanticipatie* (Ulmer, 1996). Volgens Ulmer verbetert door training en ervaring niet alleen het uithoudingsvermogen van een sporter, maar is een sporter ook beter in staat om een inschatting te maken van de duur en de belasting van een bepaalde inspanning en hierop de intensiteit van de inspanning tijdens een wedstrijd in te stellen. Dus naast fysieke factoren spelen mentale factoren ook een rol tijdens langdurige inspanning op individuele wedstrijdonderdelen.

1.7 BESLUIT

Fysieke gesteldheid en lichaamsbouw zijn belangrijke prestatiebepalende factoren in het wielrennen. De maximale zuurstofopname is een belangrijke prestatiebepalende factor. Hij is afhankelijk van maximale hartfrequentie, maximaal slagvolume van het hart en de maximale hoeveelheid zuurstof die kan worden onttrokken aan het bloed. De fysiologische eigenschappen zijn een voorwaarde om goed te kunnen presteren. Tijdens een inspanningstest kunnen deze eigenschappen nauwkeurig worden vastgesteld. Verschillen in protocollen en meetmethoden kunnen andere waarden geven en het is dus van belang dat een renner bij herhaalde metingen op een zelfde wijze getest wordt. Mentale factoren zijn van minder groot belang, maar betekenen wel het laatste stukje verschil tussen winst en verlies.

Referenties

Abergel, E., Chatellier, G., Hagege, A.A., Oblak, A., Linhart, A., Ducardonnet, A., Menard, J. (2004). Serial left ventricular adaptations in world-class professional cyclists: Implications for disease screening and follow-up. J Am Coll Cardiol, 44, 144-149.

Abergel, E., Linhart, A., Chatellier, G., Gariepy, J., Ducardonnet, A., Diebold, B., Menard, J. (1998). Vascular and cardiac remodeling in world class professional cyclists. Am Heart J, 136, 818-823.

Achten, J., Gleeson, M., Jeukendrup, A. E. (2002). Determination of the exercise intensity that elicits maximal fat oxidation. Med Sci Sports Exerc, 34, 92-97.

Achten, J., Venables, M.C., Jeukendrup, A.E. (2003). Fat oxidation rates are higher during running compared with cycling over a wide range of intensities. Metabolism, 52, 747-752.

Asmussen, E., Boje, O. (1945). Body temperature and capacity for work. Acta Physiologica Scandinavica, 10, 1-22.

Atkinson, G., Davison, R., Jeukendrup, A., Passfield, L. (2003). Science and cycling: Current knowledge and future directions for research. J Sports Sci, 21, 767-787.

Bar-Or, O. (1987). The wingate anaerobic test. An update on methodology, reliability and validity. Sports Med, 4, 381-394.

Bassett, D.R.J., Howley, E.T. (1997). Maximal oxygen uptake: Classical versus contemporary viewpoints. Medicine and Science in Sports and Exercise, 29, 591-603.

Bassett, D.R.J., Howley, E.T. (2000). Limiting factors for maximum oxygen uptake and determinats of endurance performance. Medicine and Science in Sports and Exercise, 32, 70-84.

Beneke, M., Beneke, G., Noakes, T., Reynolds, M. (1989). Lore of cycling. Cape Town: Oxford University Press.

Bonetti, A., Tirelli, F., Albertini, R., Monica, C., Monica, M., Tredici, G. (1996). Serum cardiac troponin t after repeated endurance exercise events. International Journal of Sports Medicine, 17, 259-262.

Bouchard, C., An, P., Rice, T., Skinner, J.S., Wilmore, J.H., Gagnon, J., Perusse, L., Leon, A. S., Rao, D.C. (1999). Familial aggregation of VO₂ max response to exercise training: Results from the heritage family study. J Appl Physiol, 87, 1003-1008.

Burke, E.R. (2002). Serious cycling. Champaign, Ill: Human Kinetics.

Coyle, E.F. (1995). Substrate utilization during exercise in active people. Am J Clin Nutr, 61, S968–979.

Coyle, E.F. (2005). Improved muscular efficiency displayed as 'Tour de France' champion matures. J Appl Physiol, 98, 2191-2196.

Craig, N. P., Norton, K. I. (2001). Characteristics of track cycling. Sports Medicine, 31, 457-468.

Faria, E.W., Parker, D.L., Faria, I.E. (2005). The science of cycling: Physiology and training – part 1. Sports Medicine, 35, 285-312.

Foley, J., Bird, S., White, J. (1989). Anthropometric comparison of cyclists from different events. Br J Sports Med, 23, 30-33.

Gledhill, N., Cox, D., Jamnik, R. (1994). Endurance athletes' stroke volume does not plateau: Major advantage is diastolic function. Medicine and Science in Sports and Exercise, 26, 1116-1121.

Gonzalez-Alonso, J., Mora-Rodriguez, R., Coyle, E.F. (2000). Stroke volume during exercise: Interaction of environment and hydration. Am J Physiol Heart Circ Physiol, 278, H321-330.

Holm, P., Sattler, A., Fregosi, R.F. (2004). Endurance training of respiratory muscles improves cycling performance in fit young cyclists. BMC Physiol, 4, 9.

Hoogeveen, A.R. (2000). The effect of endurance training on the ventilatory response to exercise in elite cyclists. Eur J Appl Physiol, 82, 45-51.

Hoogeveen, A.R., Hoogsteen, J., Schep, G. (1997). The maximal lactate steady state in elite endurance athletes. Jpn J Physiol, 47, 481-485.

Horowitz, J.F., Sidossis, L.S., Coyle, E.F. (1994). High efficiency of type i muscle fibers improves performance. International Journal of Sports Medicine, 15, 152-157.

Hurley, B.F., Nemeth, P.M., Martin, W.H. 3rd, Hagberg, J.M., Dalsky, G.P., Holloszy, J.O. (1986). Muscle triglyceride utilization during exercise: Effect of training. J Appl Physiol, 60, 562-567.

Impellizzeri, F.M., Rampinini, E., Marcora, S., Sassi, A. (2005). Seasonal variations in efficiency and physiological parameters of aerobic fitness in off-road cyclists. Abstract presented at European College of Sport Science Meeting 2005, Belgrade.

Inbar, O., Weiner, P., Azgad, Y., Rotstein, A., Weinstein, Y. (2000). Specific inspiratory muscle training in well-trained endurance athletes. Medicine and Science in Sports and Exercise, 32, 1233-1237.

Jones, D.A., Round, J.M., de Haan, A. (2004). Skeletal muscle from molecules to movement. Edinburgh: Churchill Livingstone.

Klissouras, V. (1971). Heritability of adaptive variation. J Appl Physiol, 31, 338-344.

Lewis, S.F., Taylor, W.F., Graham, T.M., Pettinger, J.E., Schutte, J.E., Blomqvist, C.G. (1983). Cardiovascular responses to exercise as functions of absolute and relative workload. J. Appl. Physiol., 54, 1314-1323.

Lucia, A., Carvajal, A., Calderon, F.J., Alfonso, A., Chicharro, J.L. (1999). Breathing pattern in highly competitive cyclists during incremental exercise. Eur J Appl Physiol Occup Physiol, 79, 512-521.

Lucia, A., Earnest, C., Arribas, C. (2003). The tour de france: A physiological review. Scand J Med Sci Sports, 13, 275-283.

Lucia, A., Gomez-Gallego, F., Chicharro, J.L., Hoyos, J., Celaya, K., Cordova, A., Villa, G., Alonso, J.M., Barriopedro, M., Perez, M., Earnest, C.P. (2005). Is there an association between ace and ckmm polymorphisms and cycling performance status during 3-week races? International Journal of Sports Medicine, 26, 442-447.

Lucia, A., Hoyos, J., Pardo, J., Chicharro, J.L. (2001). Effects of endurance training on the breathing pattern of professional cyclists. Jpn J Physiol, 51, 133-141.

Lucia, A., Hoyos, J., Perez, M., Chicharro, J.L. (2000). Heart rate and performance parameters in elite cyclists: A longitudinal study. Medicine and Science in Sports and Exercise, 32, 1777-1782.

Macarthur, D.G., North, K.N. (2005). Genes and human elite athletic performance. Hum Genet, 116, 331-339.

Medbo, J. I., Mamen, A., Holt Olsen, O., Evertsen, F. (2000). Examination of four different instruments for measuring blood lactate concentration. Scand J Clin Lab Invest, 60, 367-380.

Mujika, I., Padilla, S. (2001). Physiological and performance characteristics of male professional road cyclists. Sports Medicine, 31, 479-487.

Neumayr, G., Gaenzer, H., Pfister, R., Sturm, W., Schwarzacher, S.P., Eibl, G., Mitterbauer, G., Hoertnagl, H. (2001). Plasma levels of cardiac troponin i after prolonged strenuous endurance exercise. Am J Cardiol, 87, 369-371, A310.

Nielsen, M. (1938). Die regulation der körpertemperatur bei muskelarbeit. Scandinavisches Archives für Physiologie, 9, 193-230.

Noakes, T.D. (1997). 1996 J.B. Wolffe memorial lecture. Challenging beliefs: Ex Africa semper aliquid novi. Medicine and Science in Sports and Exercise, 29, 571-590.

Noakes, T.D. (1998). Maximal oxygen uptake: 'classical' versus 'contemporary' viewpoints: A rebuttal. Medicine and Science in Sports and Exercise, 30, 1381-1398.

Noakes, T.D. (2000). Physiological models to understand exercise fatigue and the adaptations that predict or enhance athletic performance. Scand J Med Sci Sports, 10, 123-145.

Noakes, T.D., Peltonen, J.E., Rusko, H.K. (2001). Evidence that a central governor regulates exercise performance during acute hypoxia and hyperoxia. J Exp Biol, 204, 3225-3234.

Philp, A., Macdonald, A.L., Watt, P.W. (2005). Lactate – a signal coordinating cell and systemic function. The Journal of Experimental Biology, 208, 4561-4575.

Pluim, B.M., Zwinderman, A.H., van der Laarse, A., van der Wall, E.E. (2000). The athlete's heart: a meta-analysis of cardiac structure and function. Circulation, 101, 336-344.

Rodriguez, L.P., Lopez-Rego, J., Calbet, J.A., Valero, R., Varela, E., Ponce, J. (2002). Effects of training status on fibers of the musculus vastus lateralis in professional road cyclists. Am J Phys Med Rehabil, 81, 651-660.

Romijn, J.A., Coyle, E.F., Sidossis, L.S., Gastaldelli, A., Horowitz, J.F., Endert, E., Wolfe, R. R. (1993). Regulation of endogenous fat and carbohydrate metabolism in relation to exercise intensity and duration. Am J Physiol, 265, E380-391.

Rowe, W.J. (1992). Extraordinary unremitting endurance exercise and permanent injury to normal heart. Lancet, 340, 712-714.

Rowland, T.W. (1993). Does peak $\dot{V}O_2$ reflect $\dot{V}O_2$max in children? Evidence from supramaximal testing. Medicine and Science in Sports and Exercise, 25, 689-693.

Swain, D.P., Coast, J.R., Milliken, M.C., Clifford, P.S., Vaughan, R., Stray-Gundersen, J. (1988). Is there an optimum body size for competitive bicycling? In E.R. Burke, M.N. Newson (eds.), Medical and scientific aspects of cycling (pp. 39-46). Champaign, Ill: Human Kinetics.

Takken, T. (2004). Inspanningstests. Maarssen: Elsevier Gezondheidszorg.

Ulmer, H.V. (1996). Concept of an extracellular regulation of muscular metabolic rate during heavy exercise in humans by psychophysiological feedback. Experientia, 52, 416-420.

Williams, J.S., Wongsathikun, J., Boon, S.M., Acevedo, E.O. (2002). Inspiratory muscle training fails to improve endurance capacity in athletes. Medicine and Science in Sports and Exercise, 34, 1194-1198.

2 Training

INLEIDING

Het is spijtig voor renners die denken dat zij zich met pillen, trilplaten en elektro-stimulatieapparatuur gedegen kunnen voorbereiden op het wielerseizoen, maar wie in de zomer goed wil presteren, moet in de winterperiode fietsen. Niemand kan er omheen om regelmatig op de fiets te trainen om de conditie op te bouwen en in vorm te komen. In dit hoofdstuk gaan we in op trainingsprincipes, seizoensplanning, trainingszones en overtraining. Daarnaast komen ook onderwerpen als hoogtetraining, krachttraining en aanpassing aan warme omstandigheden aan bod.

2.1 TRAINING

Bij trainen gaat het erom regelmatig actief te zijn en van tijd tot tijd de training zwaarder te maken – of juist lichter om het herstel te bevorderen. Het trainen moet dus systematisch verlopen, enige regelmaat hebben en regelmatig zwaarder worden gemaakt. Hoewel sportwetenschappers veel onderzoek hebben verricht op het gebied van training, bestaat er geen ideaal schema voor wielrenners. Bovendien zal er vanwege de verschillen tussen renners voor iedereen een individueel trainingsschema gemaakt worden, een 'one size fits all' bestaat niet in de trainingsleer.

Een trainingsschema zal afhangen van onder meer het aantal trainingsjaren, leeftijd, genetische aanleg en de tijd die een renner naast zijn werk kan vrijmaken voor training én herstel. Het domweg kopiëren van een trainingsschema van een andere renner heeft dus geen zin. Het kan wel helpen wanneer de bruikbare elementen eruit worden gehaald en worden aangevuld met elementen die voor de desbetreffende sporter van belang zijn. Daarom staan er geen standaardschema's in dit hoofdstuk.

2.1.1 Trainingsprincipes

Bij het maken van een trainingsschema moeten de volgende trainingsprincipes in gedachten worden genomen: het overloadprincipe, specificiteit en reversibiliteit.

Overloadprincipe

Het overloadprincipe bestaat uit de volgende drie trainingsprincipes.

- Optimale belasting: het lichaam past zich na een bepaalde periode aan aan de trainingsbelasting. Wanneer de omvang van de training niet wordt verzwaard krijgt het lichaam geen of een suboptimale trainingsprikkel. Hierdoor wordt slechts een klein trainingseffect verkregen. Regelmatig de trainingsbelasting verzwaren zorgt dus voor een optimale trainingsprikkel.
- Het principe van de verminderde meeropbrengst geeft aan dat naarmate een renner beter getraind is, het lastiger wordt om trainingsvooruitgang te boeken. Bij aanvang van een trainingsprogramma zal het trainingseffect vrij groot zijn, daarna moet er steeds harder en langer worden getraind om nog een effect krijgen, omdat alle systemen al tot de maximale capaciteit benut worden.
- Het principe van de individualiteit geeft aan dat ieder individu anders reageert op een trainingsprikkel. Hierom moet ook voor elk individu een afzonderlijk trainingsschema worden gemaakt.

Specificiteit

Het principe van de specificiteit houdt in dat er vooral vooruitgangen te verwachten zijn in de getrainde spiergroep of spiergroepen. Verder is ook de bewegingsuitvoering (snelheid van bewegen) van belang. Het transfereffect van training naar andere spiergroepen of bewegingsvormen is slechts gering. Klassiek onderzoek bij wielrenners, hardlopers en langlaufers laat zien dat de sporters de hoogste maximale zuurstofopname ($\dot{V}O_2max$) bereikten op de bewegingsvorm waar ze in getraind waren. Wielrenners scoorden de hoogste $\dot{V}O_2max$ op de fiets, langlaufers op de lange latten en hardlopers op de loopband (Stromme e.a., 1977).

Reversibiliteit

Een van de trainingsprincipes die nog wel eens vergeten worden is de wet van de reversibiliteit: wanneer een bepaalde training wordt gestopt, zal het opgebouwde trainingseffect langzaam geheel of gedeeltelijk verdwijnen.

2.1.2 Elementen van een trainingsschema

Om in vorm te komen is een uitgebalanceerd trainingsschema nodig dat is opgebouwd uit de juiste elementen. Helaas is de juiste afstemming van deze elementen niet bekend en bestaat er nog geen kant en klaar recept om in vorm te komen. Normaal gesproken wordt een trainingsschema gebaseerd op de principes van intensiteit, duur, frequentie en specificiteit.

Een training kan alleen effectief zijn wanneer de intensiteit boven de intensiteit van de alledaagse bewegingsactiviteit ligt en er tussen de trainingen een voldoende lange herstelperiode zit. Door de training immers zal eerst het prestatievermogen dalen vanwege o.a. de vermoeidheid en schade in de spieren. Door de herstelperiode zal het prestatievermogen weer stijgen en zelfs boven het oude maximale prestatievermogen uit gaan stijgen. Dit wordt supercompensatie genoemd (zie figuur 2.1). Sportwetenschappers veronderstellen dat de periode tussen training en supercompensatie, het herstel na training dus, ongeveer twee dagen duurt. Dus alles wat er vandaag aan trainingsarbeid wordt geleverd geeft pas later een positief resultaat.

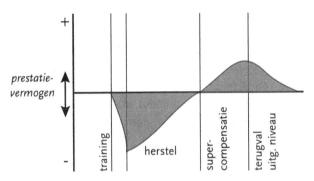

Figuur 2.1. Het model van training en prestatievermogen. Door training zal het prestatievermogen allereerst dalen; daarna zal het door herstel stijgen tot het uiteindelijk boven het oude uitgangsniveau uitkomt. Wanneer er niet tijdig een trainingsstimulus wordt toegediend, zal het prestatievermogen weer terugvallen.

2.1.3 Plannen

Bij het opstellen van trainingsschema's wordt er vaak gesproken over verschillende perioden (cycli) waarvoor trainingsdoelen worden opgesteld. Zo bestaat er een megacyclus: dit is een periode van vier jaar, met als hoogtepunt bijvoorbeeld de Olympische Spelen. Deze megacyclus is weer onder te verdelen in verschillende macrocycli: meestal perioden van een jaar of een wedstrijdseizoen. Elk seizoen is weer onder te verdelen in perioden van ongeveer een maand (mesocycli). Elke mesocyclus is weer verder onder te verdelen in perioden van ongeveer 7 dagen, die microcycli worden genoemd. Elke periode is op dezelfde manier opgebouwd: er wordt begonnen met een voorbereidingsperiode, daarna volgt een aanpassingsperiode, daarna een wedstrijdperiode en een herstelfase. Als nu de microcyclus als voorbeeld wordt genomen, wordt de training weer gestart op maandag met de herstelfase van de wedstrijd in het weekend. Maandag is dus een dag voor hersteltraining, dinsdag en woensdag zijn geschikt voor (intensieve) duurtrainingen, donderdag en vrijdag zijn geschikt voor intervaltraining en sprintwerk, zaterdag is een relatieve rustdag en zondag is de wedstrijddag.

2.1.4 Periodiseren

Anders dan andere duursporters zoals schaatsers, triatleten en marathonlopers maken wielrenners zelden een seizoensplanning. Dit is eigenlijk verbazingwekkend, want iedereen weet dat het niet mogelijk is om van maart tot oktober in vorm te zijn en goed te presteren. Het is dus de kunst de training zo te plannen dat de renner zowel fysiek als mentaal in topvorm is tijdens de wedstrijden waar goed gepresteerd moet worden. Er moet dus een keuze gemaakt worden bij welke wedstrijden of wedstrijdperiode een renner er moet 'staan'. Dit betekent dan ook dat een renner vóór de voorbereiding op het seizoen weet welke voorbereidingswedstrijden hij kan rijden en welke wedstrijden er omcirkeld in de agenda staan. Het is de kunst hier de voorbereiding op af te stemmen. Doe dit wel op tijd, want als je pas in januari bedenkt dat je in maart moet presteren, is het lastig om dit nog te bewerkstelligen.

Een probleem met planning is vaak de werkwijze van ploegleiders. Zij nemen pas renners mee naar wedstrijden wanneer die goed in vorm zijn. Goed in vorm komen lukt pas na het rijden van voorbereidingswedstrijden. Zo komt het dus vaak voor dat renners er vanaf het begin van het seizoen moeten 'staan' om een plekje binnen de selectie van het team te verwerven en dat deze renners het overgrote deel van de wedstrijden in het seizoen rijden.

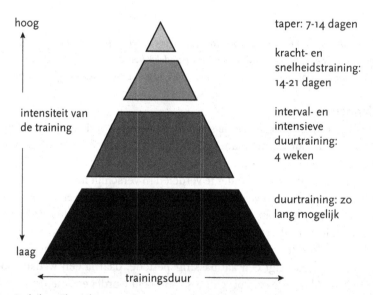

Figuur 2.2. De belangrijkste elementen van een duurtrainingsschema om naar een prestatiepiek toe te werken. Allereerst wordt er begonnen met duurtraining als basis. Daarna wordt er overgegaan op interval- en intensieve duurtraining. Hierna volgt een periode van kracht- en snelheidstraining en als laatste een korte taperperiode. (Hawley en Burke, 1998.)

2.1.5 Hoe bouw je het seizoen op?

Nadat er bepaald is welke wedstrijdperiode er optimaal gepresteerd moet worden (kies er maximaal twee uit in een seizoen) wordt er gepland hoe er in de trainingen naar de periode(n) toe gewerkt gaat worden. In figuur 2.2 staat de opbouw naar de eerste wedstrijdperiode weergegeven. Het maakt dus niet uit of een renner aan het trainen is voor mountainbiken, klassiekers, criteriums, baan- of veldritten. Er wordt begonnen met het aanleggen van een goede basisconditie door rustige duurtrainingen.

Het is van belang om de voorbereidingsperiode op het seizoen zo lang mogelijk te maken: drie à vier maanden is echt niet te veel. Dat betekent niet dat er nooit in de voorbereidingsperiode intensief getraind mag worden. Het is juist effectief om met enige regelmaat intensief te trainen in de vorm van krachttraining of intervaltraining, maar het moet niet gaan overheersen in het totale trainingsschema in de voorbereidingsperiode.

Controleer de conditie

Om gemotiveerd te blijven voor het volhouden van de trainingen en het resultaat van de trainingen te kunnen volgen en de training te kunnen bijstellen is het belangrijk om te weten of de conditie vooruit is gegaan. De vorderingen kunnen worden vastgesteld aan de hand van trainingswedstrijden, maar het is ook mogelijk om aan de hand van een uitslag van een conditietest te kijken of de trainingen de gewenste uitwerking hebben gehad.

Zo kan een veldtest worden gedaan door bijvoorbeeld een bepaald trainingsparcours zo snel mogelijk af te leggen in een tijdritsituatie. Er moet wel gezorgd worden voor een voldoende testduur: probeer een ronde te nemen van voldoende lengte, rond de 20 minuten, zonder lastige stoplichten of een brug die open kan gaan. Voer elke keer de test uit op dezelfde dag van de week en aan het begin van een training na een goede warming-up.

Tijdens de test worden de hartfrequentie en de tijdsduur voor het parcours gemeten. De eindtijd, de hartfrequentie en het gevoel tijdens de test kunnen waardevolle informatie opleveren om te zien of de conditie is vooruitgegaan. Bedenk wel dat omgevingsvariabelen als wind, zon, regen en temperatuur een aanzienlijke invloed kunnen hebben.

Na de voorbereidingsperiode ligt de nadruk vier weken op intervaltraining en intensieve duurtrainingen; daarna komen twee tot drie weken met het accent op kracht- en snelheidstraining. Dit kan achter de brommer, maar ook door veel wedstrijden of een etappekoers te rijden als training. Wanneer hierna zeven tot veertien dagen relatief veel rust wordt genomen tot aan de wedstrijd, kan het lichaam van deze zware trainingen herstellen. Zo is het mogelijk om boven het oude prestatieniveau uit te stijgen (supercompensatie) en is een renner in vorm voor de grote wedstrijd.

De vorm die is opgebouwd kan zo'n vier weken vastgehouden worden. Het is dan ook van belang na deze periode weer even wat gas terug te nemen en het lichaam weer te laten herstellen, zodat de renner uitgerust kan gaan opbouwen voor een tweede wedstrijdperiode in het seizoen. Door een relatieve rustperiode in te bouwen in plaats van hard te gaan trainen direct na de eerste wedstrijdperiode wordt de kans op overtraining en blessures aanzienlijk gereduceerd.

Na deze rustperiode wordt er weer gestart met de voorbereiding, maar deze fase kan nu veel korter zijn vanwege de goede basisconditie en de wedstrijdspecifieke conditie die door de eerdere trainingen en wedstrijden is opgebouwd. Hierna volgt de tweede wedstrijdperiode van het seizoen. Met deze tweede wedstrijdcyclus wordt het seizoen afgesloten. Na deze wedstrijdperiode volgt een rustperiode van ongeveer vier weken die uitstekend gebruikt kan worden voor het evalueren van het afgelopen seizoen en het plannen van het volgende. Ook kan in deze rustperiode de mentale vermoeidheid van een wedstrijdseizoen wegebben. Hierna begin alles weer van voren af aan met de voorbereidingsperiode op het volgende seizoen.

Aanpassingen op spierniveau

Duurtraining resulteert in een serie veranderingen in het lichaam. Op spierniveau ontstaat er een beter vaatbed met meer capillairen (haarvaatjes) (figuur 2.3). Hierdoor kan de uitwisseling van voedingsstoffen, koolstofdioxide (CO_2) en zuurstof (O_2) tussen de spiercel en het bloed beter verlopen. Verder neemt de oppervlakte van de spiervezels (vooral van de langzame type I-spiervezels) af met duurtraining (Rodriguez e.a., 2002), wat ook de uitwisseling tussen bloed en spier ten goede komt.

Bovendien nemen ten gevolge van duurtraining het aantal en de grootte van de mitochondriën (cellen die verantwoordelijk zijn voor de energieproductie) toe (Holloszy en Coyle, 1984). Hierdoor is de spier nog beter in staat om tijdens inspanning energie vrij te maken uit vetten en koolhydraten met behulp van de aërobe stofwisseling. Verder groeit door training ook de hoeveelheid vetten en glycogeen in de spier en wordt er een toename van het eiwit myoglobine in de spier gevonden, vooral in de type I-spiervezels. Myoglobine is een eiwit dat te vergelijken is met hemoglobine; het geeft spierweefsel zijn rode kleur en zorgt voor het zuurstoftransport van het bloed naar de spiercel. De toename van myoglobine in de spier zorgt voor een extra buffercapaciteit aan zuurstof, wat voordelig is wanneer er binnen een kort tijdsbestek veel zuurstof nodig is in de spier, zoals bij tempowisselingen en bij de start van een wedstrijd.

(a) (b)

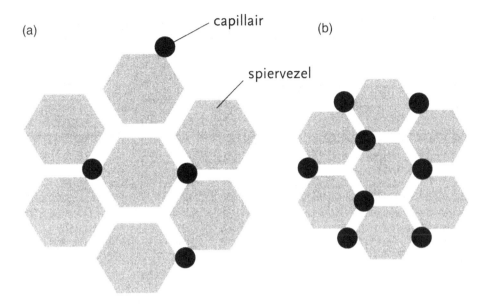

Figuur 2.3. De veranderingen in de spier ten gevolge van duurtraining. Afbeelding (a) laat de ongetrainde toestand zien, waarbij er weinig capillairen aanwezig zijn en de diameter van de spiervezels relatief groot is. Afbeelding (b) laat de situatie zien na duurtraining. De hoeveelheid capillairen is aanzienlijk toegenomen, terwijl ook de diameter van de spiervezels is afgenomen. Hierdoor is de zuurstofvoorziening voor de spiervezels aanzienlijk verbeterd.
(Marlin en Nankervis, 2002.)

Ook zullen door duurtraining een aantal spierenzymen voor o.a. de verbranding van vetten (hydroxyacyl-CoA-dehydrogenase), glucose en glycogeen (hexokinase) en enzymen voor de mitochondriële werking (citraat synthase) toenemen (Sjogaard, 1984). Door duurtraining echter nemen de enzymen voor de anaërobe energievoorziening af (lactaatdehydrogenase) (Sjogaard, 1984). Daarom is het voor wielrenners belangrijk om naast duurtraining ook intensieve intervaltraining te blijven doen, om het anaërobe inspanningsvermogen te onderhouden. Want zoals al in hoofdstuk 1 is beschreven: de verschillen tussen renners worden vaak gemaakt door het anaërobe inspanningsvermogen.

De belangrijkste consequentie van deze veranderingen zijn een verhoging van de $\dot{V}O_2$max, een lager gebruik tijdens inspanning van glucose uit het bloed en glycogeen uit de spier, een verhoging in de verbranding van vetten in de energievoorziening en een lagere lactaatproductie tijdens inspanning (Holloszy en Coyle, 1984).

2.1.6 Trainingszones
Het traject van rust naar maximale inspanning kan in verschillende trainingszones worden verdeeld. Deze brengen verschillende trainingseffecten teweeg. Vaak wordt

in de trainingsleer een aantal zones onderscheiden (tabel 2.1). Afhankelijk van het conditionele niveau hebben alle trainingszones een verbetering van de conditie tot gevolg door aanpassingen op centraal (hart, longen en bloedsomloop) en spierniveau.

Tabel 2.1   Trainingszones en trainingseffecten

trainingszone	trainingseffect	trainingsduur	%HF$_{max}$	%HF$_{reserve}$	% anaërobe drempel
hersteltraining	herstellen van zware wedstrijd of training	30-60 min.	<65%	<60%	<75%
duur 1	verbetert vetverbranding	2-8 uur	65-75%	60-70%	75-85%
duur 2	verbetert koolhydraatverbranding	2-8 uur	75-85%	70-80%	85-95%
duur 3	verhoogt anaërobe drempel	8-20 min.	85-90%	80-85%	95-100%
extensief interval	vergroot buffercapaciteit	8-30 min.	90-95%	85-90%	100-105%
intensief interval	vergroot anaëroob vermogen	1-6 min.	>95%	>90%	>105%
sprintinterval	verbetert sprintvermogen en explosief vermogen	10-15 sec.	maximaal	maximaal	maximaal

HF$_{reserve}$	hartfrequentiereserve
%HF$_{reserve}$	%(HF$_{max}$ – HF$_{rust}$) + HF$_{rust}$
%HF$_{max}$	percentage van de maximale hartfrequentie

In tabel 2.1 is te zien dat elke trainingintensiteit een eigen effect heeft. Zoals de wet op de reversibiliteit voorspelt gaan bepaalde trainingseffecten weer verloren wanneer deze niet getraind worden. Afwisseling van training is dan ook een belangrijke sleutel tot succes. Intensiteit is een belangrijke sleutelfactor voor training. De intensiteit van duurtraining kan berekend worden met o.a. de *Karvonenformule* (Karvonen e.a., 1957). Dit is een handige formule wanneer een renner aan de hand van hartslagen aan het trainen is.

trainingsintensiteit = (trainingshartfrequentie – rusthartfrequentie)/ (maximale hartfrequentie – rusthartfrequentie)

Een vuistregel voor een effectief duurtrainingsprogramma is een intensiteit boven de 60%, zoals berekend met deze formule (Duur 1). Trainingen met een lagere intensiteit hebben een te lage trainingsprikkel om effectief te zijn voor gezonde jongeren en volwassenen.

De maximale hartfrequentie kan het beste bepaald worden aan de hand van de hoogst behaalde hartfrequentie tijdens een maximale inspanningstest. Schattingen aan de hand van formules als 220 – leeftijd of 210 – (0,65 × leeftijd) zijn erg onnauwkeurig voor de individuele sporter en daardoor niet bruikbaar. Hiervoor in de plaats kan beter de hoogst behaalde hartslag tijdens een recente wedstrijd worden genomen.

Voorbeeld berekening Karvonenformule

De trainingsintensiteit van een renner die op 60% van zijn hartslagreserve moet trainen volgens de Karvonenformule wordt als volgt berekend, in dit voorbeeld uitgaand van een rusthartfrequentie van 50 slagen per minuut en een maximale hartfrequentie van 195 slagen per minuut:

hartfrequentiereserve is 195 − 50 = 145 slagen per minuut
60% van hartfrequentiereserve (145) = 87 slagen per minuut
trainingsintensiteit = rusthartfrequentie + 60% van hartfrequentiereserve:
50 + 87 = 137 slagen per minuut

Tijdens het seizoen is het goed om de hartfrequentiezones uit de trainingen en wedstrijden te analyseren. Zo kan gemakkelijk worden nagegaan of er te weinig duurtrainingen uitgevoerd zijn naast de intensieve wedstrijden. Door te trainen op hartfrequentie en de individuele trainingszones in de gaten te houden kan goed worden bijgehouden of een renner niet te hard of te rustig traint en of de beoogde trainingseffecten bereikt worden.

In tabel 2.2 staat als voorbeeld de trainingsintensiteit en -omvang van professionele wielrenners weergegeven. Het is duidelijk dat zij in de winter eerst rustig aan doen, en daarna in hun voorbereidingsperiode de intensiteiten van de wedstrijdperiode simuleren.

Tabel 2.2   Trainingsomvang en intensiteit tijdens een seizoen van professionele renners van de voormalige Banesto-wielerploeg (Lucia e.a., 2000)

	rustperiode najaar	winter voorbereidingsperiode	voorjaar-zomer wedstrijdperiode
gemiddeld aantal km per week	~ 270	~ 700	~ 800
intensiteit			
laag (HF < 150)	88	78	77
gemiddeld (HF 150-175)	11	17	15
hoog (HF > 175)	1	5	8

HF: hartfrequentie

2.1.7   Trainingsvormen
Duurtraining
Lange duurtrainingen vormen de basis voor de wielerspecifieke training (zie figuur 2.2). Zoals in tabel 2.1 is aangegeven zijn hier twee zones te onderscheiden, die in de trainingsleer D1 en D2 worden genoemd. D1 is qua intensiteit lager dan D2 en is voor-

namelijk gericht op de verbetering van de vetverbranding. D2 is hoger in intensiteit en hierdoor heeft deze trainingsvorm meer effect op de koolhydraatverbranding.

De maximale trainingsafstand voor een wielrenner is globaal de wedstrijdafstand plus 10%. In tabel 2.3 zijn de wedstrijdafstanden weergegeven per categorie.

Tabel 2.3   Wedstrijdafstanden (min.-max.) van criteriums, omlopen en eendaagse-wegwedstrijden (Reglement KNWU)

	criterium	omloop	klassieker
Nieuwelingen	40-50	50-60	60-86
Nieuweling-Meisjes	30-40	50-60	55-75
Junioren	65-80	80-120	100-140
Junior-Vrouwen	50-60	65-75	70-80
Elite-Mannen en Beloften	80-100 km	100-140	KNWU Clubcompetitie: 160
			UCI continentale comp.: 200
Elite-Vrouwen	65-80	80-120	100-140
Amateur A	60-80	80-100	90-120
Amateur B	40-50	50-70	n.v.t.
Masters	55-70	75-90	90-120
Vrouwen zonder contract	60-70	75-90	n.v.t.

Alle afstanden in kilometers.

Afstanden voor omlopen gelden voor een parcourslengte van 8 tot 19,99 km.

n.v.t. = niet van toepassing.

Extensieve intervallen
Duur intervallen: tussen 8 en 30 minuten.
Arbeid/rustverhouding: 2:1.
Het doel van deze trainingsvorm is vergelijkbaar met de duurtraining van D1 en D2, alleen is deze trainingsvorm effectiever. Bovendien zal door het gebruik van type II-spiervezels ook het glycolytische systeem (koolhydraat- en glycogeenverbranding) meer worden aangesproken en getraind. Hierdoor worden de type II-spiervezels meer aëroob getraind. Deze intervallen kunnen zowel op de fiets als op een hometrainer worden uitgevoerd.

Intensieve intervallen
Duur intervallen: tussen 1 en 6 minuten.
Arbeid/rustverhouding: 1:1.
Bij deze trainingsvorm wordt het kortdurende 'supramaximale'[1] inspanningsvermo-

---

[1]   Een supramaximale intensiteit betreft een intensiteit die hoger is dan de intensiteit waarbij de sporter zijn VO_2max bereikt tijdens een inspanningstest. Tijdens inspanningen op deze intensiteiten zal
er een groot beroep op het anaërobe inspanningsvermogen worden gedaan.

gen getraind. De intensiteit van de trainingsintervallen verbetert zowel het aërobe als het anaërobe energieleverende systeem. Deze trainingsvorm zorgt ervoor dat een renner meer vermogen kan leveren en dat langer kan volhouden. Deze trainingsvorm is geschikt om het tijdrijden en de achtervolging op de baan te verbeteren. Dit is misschien wel de belangrijkste trainingsvorm voor wielrenners. Vanwege de zeer zwaar ervaren mate van inspanning zijn dit moeilijke trainingen. Daarom kan deze trainingsvorm het beste worden uitgevoerd op een hometrainer om vermogen, trapfrequentie en hartfrequentie tijdens de intervallen te monitoren.

Krachttraining op de fiets
Duur intervallen: 8 tot 20 minuten.
Arbeid/rustverhouding: 1-2:1.
De doelstelling van deze trainingsvorm is het verbeteren van de aërobe capaciteit van de type II-spiervezels en het geleverde vermogen op een lage trapfrequentie te verhogen. Deze oefenvorm kan ook het beste op een hometrainer of op een lange heuvel worden uitgevoerd. Hierbij moet er een versnelling worden gekozen waarbij een trapfrequentie van 50 toeren per minuut wordt aangehouden. Vanwege het hoge vermogen en de lage trapfrequentie worden vooral de type II-spiervezels gerekruteerd. Vanwege de duur van deze intervallen wordt het uithoudingsvermogen van de type II-spiervezels vergroot.

Demarrage-intervallen
Duur: 10 tot 30 seconden.
Arbeid/rustverhouding: 1:1.
Intensiteit: net onder maximale sprintsnelheid.
Het doel van deze training is om het uithoudingsvermogen van de type II-spiervezel en het acceleratievermogen te verbeteren. De intensieve sprints in combinatie met het onvolledige herstel zorgen voor een grote bijdrage van het aërobe energiesysteem tijdens de training. Het lichaam wordt getraind om met wisselende intensiteiten om te gaan, zoals in een criterium. Deze trainingsvorm kan het beste op een hometrainer worden uitgevoerd waarbij de rustintervallen op een toerental van 60 omwentelingen per minuut worden uitgevoerd, terwijl de sprints op 120-130 omwentelingen per minuut worden uitgevoerd. De renner moet proberen om tijdens de gehele oefening in het zadel te blijven zitten.

Sprintintervallen
Duur: 10-15 sec.
Arbeid/rustverhouding: 1: 6-9.
Intensiteit: maximale sprintsnelheid.
Sprintintervallen hebben als doel het sprintvermogen en explosiviteit te ontwikkelen.

Het is van belang om elk interval vanuit stilstand of met een lage snelheid te beginnen; probeer zo snel mogelijk tot maximale sprintsnelheid te accelereren tot een trapfrequentie van 130-140 omwentelingen per minuut aan het eind van de sprint. Ook deze sprints kunnen het beste op een hometrainer worden uitgevoerd, waarbij de renner moet proberen in het zadel te blijven zitten tijdens de sprint.

Hersteltraining

De beste manier om na een zware inspanning te herstellen is niet complete rust. Het blijkt namelijk dat inspanning op een lage intensiteit (40-60% $\dot{V}O_2$max) het herstel versnelt. De duur van een hersteltraining ligt tussen 30 en 60 minuten. Tijdens inspanning met een lage intensiteit wordt o.m. lactaat verbruikt door de hartspier en door de type I-spiervezels. Vanwege de lage inspanning zal de aanmaak van lactaat lager zijn dan de afbraak, en zal de totale concentratie in het bloed dalen. Bovendien zal door een actief herstel minder oedeem (vochtophoping) in de spiercel blijven bestaan na inspanning. Hierdoor zal een renner minder last hebben van stramme benen. Dit is vooral belangrijk voor renners die meedoen aan meerdere wedstrijden op een dag, zoals op de baan of bij een omnium. Tussen de wedstrijden door rustig fietsen op een rollenbank is een goede manier om te herstellen. Er zijn aanwijzingen dat massage, naast uitfietsen, een aanvullend effect heeft op het herstel na zware inspanning (Monedero en Donne, 2000).

Bloktraining

Bloktraining is een nieuwe trainingsaanpak: er wordt een aantal dagen achter elkaar hard getraind en dan pas rust genomen (Morris, 2003). In de conventionele aanpak wordt bijvoorbeeld een zware trainingsdag afgewisseld met een dag rustige training. Het idee achter bloktraining is dat een aantal dagen, meestal vier of vijf, achtereen intensief trainen het lichaam extra zwaar belast, waardoor het in de daaropvolgende dagen extra kan supercompenseren ten opzichte van meer traditionele trainingsprogramma's. Een studie bij Amerikaanse achtervolgers (baanwielrenners) laat zien dat een dergelijke trainingsaanpak leidt tot een aanzienlijke verbetering van het prestatievermogen zonder dat overtraining optreedt (Berger e.a., 1999). Het is wel van belang om na het 'blok' twee à drie dagen rust te nemen of heel licht te trainen (Morris, 2003). De training kan worden vormgegeven door in het weekend twee wedstrijden te rijden en daarna op de daaropvolgende twee à drie dagen hard door te blijven trainen alvorens rust te nemen. Na de rustdagen start het volgende blok. Het rijden van korte etappewedstrijden kan ook als bloktraining worden gezien.

2.1.8   Taperen

In het wielrennen wordt nog weinig gebruikgemaakt van de tapering-trainingsmethode. Veel renners gaan een à twee dagen voor een belangrijke wedstrijd nog het gehele parcours verkennen en rijden zo meer dan 200 km op een dag. Zij verschijnen dus, omdat het herstel van de spier niet zo snel verloopt, niet optimaal hersteld aan de start van de belangrijke wedstrijd.

Vanuit o.m. het zwemmen en hardlopen komt de techniek van het taperen (Houmard en Johns, 1994; Shepley e.a., 1992). Bij taperen wordt in de periode voor de wedstrijd, nadat daarvoor een periode zwaar getraind is, minder lang getraind. Door deze mindering in omvang, vooral door de afname in duur van de training samen met een gelijktijdige verhoging in intensiteit, is de totale trainingsomvang aanzienlijk lager. Hierdoor heeft het lichaam meer tijd om te herstellen. De verhoogde trainingsintensiteit draagt zorg voor het op peil houden van de trainingsgesteldheid van het lichaam.

In het verleden werd gedacht dat de taperperiode wel ongeveer drie weken moest duren, maar onderzoek bij goed getrainde sporters en praktijkervaring hebben uitgewezen dat drie weken een veel te lange periode is voor wielrenners. Hardlopers hebben waarschijnlijk een langere herstelperiode nodig omdat het hardlopen meer mechanische schade toebrengt aan de skeletspieren, waardoor er een langere hersteltijd nodig is om tot een piekprestatie te komen. Bovendien verloopt het herstel van de hedendaagse topsporter sneller dan men in het verleden heeft geschat (Banister e.a., 1992). Onderzoek wijst uit dat een 7-10-daagse taperperiode voldoende is om het prestatievermogen van een sporter te verbeteren.

Hoe ziet de optimale taperperiode er precies uit voor een renner? Dat is een zeer lastige vraag, waar de wetenschap nog geen antwoord op heeft: er zijn zeer veel verschillende combinaties in tijdsduur, intensiteit en trainingsvormen. Waarschijnlijk spelen ook persoonlijke factoren een rol: de ene methode werkt minder goed bij de ene renner dan bij een andere. Door trial and error zal een trainer dan ook moeten uitvinden wat voor zijn pupil de optimale invulling moet zijn.

Een onderzoek waarbij een taperperiode van 1 week werd geëvalueerd bij wielrenners (Neary e.a., 2003), wees uit dat een stapsgewijze reductie van 50% het meest effectief was om het prestatievermogen van wielrenners toe te laten nemen ten opzichte van een reductie in trainingsvolume van 30% en 80% (zie tabel 2.4). Terwijl de prestatie op een 20 km-tijdrit niet vooruitging in de groep wielrenners met een reductie van 30% in trainingsvolume (– 0,07%, achteruitgang) en 80% reductie in trainingsvolume (0,70% vooruitgang), boekten de wielrenners met 50% reductie in trainingsvolume een vooruitgang van 5,4%.

Tabel 2.4   Trainingsduur voor een effectieve taperperiode bij wielrenners (Neary e.a., 2003)

dag 1	dag 2	dag 3	dag 4	dag 5	dag 6	dag 7
rust	45 min	40 min	35 min	30 min	rust	wedstrijd

Trainingsintensiteit bestond uit fietsen op 85-90% van VO_2max op hometrainer of rollerbank.

Hoewel we niet precies weten wat de optimale invulling is van een taperperiode zijn er richtlijnen:

- duur van taperperiode: 7-10 dagen
- duur van de training: stapsgewijze afname in tijdsduur
- trainingsvolume (tijd × intensiteit): reductie tussen 60 en 90%
- trainingsfrequentie: reductie net meer dan ongeveer 20%
- trainingsintensiteit: verhoging tot boven 80% van de $\dot{V}O_2max$; vooral hoge intensiteit intervaltraining wordt aanbevolen.

Een reductie in trainingsvolume kort voor een belangrijke wedstrijd kan het prestatievermogen verbeteren. Vooral de duur van de training wordt gereduceerd in combinatie met een verhoging in trainingsintensiteit. De optimale combinatie van training is niet bekend en waarschijnlijk afhankelijk van de getraindheid van de renner en het type wedstrijd waaraan wordt deelgenomen.

2.2 KRACHTTRAINING VOOR WIELRENNERS

Er bestaat nogal wat discussie over de vraag of een wielrenner wel of geen krachttraining moet uitvoeren. Aan de ene kant kan een toename van de spiermassa bijdragen aan het verhogen van de maximale kracht en daardoor het maximale vermogen dat een wielrenner kan leveren. Aan de andere kant hebben meer en dikkere spiervezels (hypertrofie) ook tot gevolg dat de uitwisseling van zuurstof op spierniveau moeizamer verloopt, omdat de afstand tussen de kleinste bloedvaten (capillairen), waar de zuurstof wordt 'aangeboden', en de plaats in de spier waar de zuurstof voor de energievoorziening wordt gebruikt, toeneemt.

Zoals in figuur 2.3 weergegeven is een van de effecten van duurtraining dat de capillaire dichtheid in de spier toeneemt, waardoor de uitwisseling van zuurstof op spierniveau wordt geoptimaliseerd. Maar krachttraining gericht op een toename van de spiermassa (hypertrofie) werkt dit proces in feite tegen (Leveritt e.a., 1999). De spiermassa neemt toe bij een gelijkblijvend aantal capillairen in de spier, dus per oppervlakte-eenheid van de spier zijn er minder capillairen aanwezig.

Het is echter te vroeg om nu al te concluderen dat krachttraining dus geen zin heeft voor wielrenners. Er bestaan namelijk verschillende methoden van krachttraining die elk verschillende trainingseffecten hebben. Toename van kracht hoeft niet per se bewerkstelligd te worden door spiervezelhypertrofie. De aansturing van deze spieren is minstens zo belangrijk om tot een hoger krachtniveau te komen.

In deze paragraaf zal ingegaan worden op de vraag of krachttraining de wielrenprestatie kan verbeteren en welke vorm van krachttraining uitgevoerd kan worden.

2.2.1 Definities

De term krachttraining wordt in de praktijk nog wel eens verkeerd gebruikt. Kracht-training wordt gedefinieerd als het gebruik van progressieve weerstand biedende methoden om iemands vermogen om kracht te leveren of te weerstaan, te vergroten. De term weerstandstraining wordt vaak als synoniem gebruikt. Dit type training is zowel gecontroleerd als progressief en maakt vaak gebruik van verscheidene oefenvor-men zoals machines, vrije gewichten, eigen lichaamsgewicht en elastische banden.

Wat is kracht eigenlijk? Spierkracht is het product van actieve spiermassa en het vermogen van het zenuwstelsel om motor-units (het geheel van zenuw en spier) te activeren voor de aansturing van deze spiermassa. In de eerste weken van een kracht-trainingsprogramma is er een snelle vooruitgang in spierkracht. Deze vooruitgang wordt vooral veroorzaakt door de verbeterde aansturing van de spiervezels. De toena-me van spiermassa (hypertrofie) komt pas later als trainingseffect naar voren. Dit pro-ces heeft meer tijd nodig. Hoe zwaarder het gewicht, des te lager zal het aantal her-halingen zijn dat een renner achter elkaar kan uitvoeren. Het maximale gewicht waarbij iemand tijdens een oefening slechts één herhaling kan meemaken, wordt het 1-herhalingsmaximum genoemd.

2.2.2 Kracht en wielrennen

Is kracht belangrijk voor de fietsprestatie? Een studie van Hickson et al. (1988) liet zien dat krachttraining drie dagen per week, tien weken lang, de spierkracht bij goed getrainde hardlopers en wielrenners met zo'n 30% liet toenemen. Tijdens een maxi-male inspanningstest bleek dat de $\dot{V}O_2$max bij deze sporters niet was toe- of afgeno-men, maar de maximale belasting die zij behaalden nam wel aanzienlijk toe. De wiel-renners hadden een vooruitgang in maximale belasting van 11%. Dit voorbeeld laat zien dat krachttraining een positief effect kan hebben op de fietsprestatie. Het is belangrijk om de opgedane kracht om te zetten in vermogen. Vermogen is het pro-duct van kracht en snelheid van de kracht (explosiviteit). Het kunnen leveren van een groot vermogen is van belang tijdens bijvoorbeeld demarrages, sprints en klimmen. In de vermogensfase (zie tabel 2.7) wordt daarom dan ook de weerstand verlaagd, ter-wijl het aantal herhalingen en de snelheid waarmee de herhalingen worden uitge-voerd, worden opgevoerd.

De winterperiode is de beste periode om aan de spierkracht te werken. In de win-ter leggen veel renners het accent op lange duurtrainingen, maar door deze trainin-gen worden vooral type I-spiervezels aangesproken. De type II-spiervezels krijgen hierdoor minder trainingsprikkels en zullen hierdoor onttraind raken. Verder zal ook de aansturing van deze spiervezels bij deze renners minder effectief verlopen.

Enige tijd geleden heeft een groep Nederlandse bewegingswetenschappers onder-zocht of wielrenners aan het einde van de winter op een hoger niveau uitkwamen wanneer zij een deel van de duurtraining inwisselden voor krachttraining (Bastiaans e.a., 2001). De renners in de duurtrainingsgroep moesten ongeveer 9 uur per week trainen op de fiets: voornamelijk fietstraining op een hartfrequentie van 75%-85% van de ventilatoire anaërobe drempel (zie hoofdstuk 1). De kracht- en duurtrainingsgroep trainde naast 5 uur op de weg ook nog 3,25 uur in de week in de sportschool, 9 weken lang. Na 4 en 9 weken werd bij beide groepen nagegaan of ze extra vooruit waren gegaan tijdens een gesimuleerde tijdrit, tijdens een maximale inspanningstest en tijdens een 30 seconden-sprinttest. Op de eerste twee tests was er in beide groepen een duidelijke vooruitgang te zien, maar de twee groepen (duurtraining en kracht- en duurtraining) verschilden niet significant van elkaar, ofschoon de krachttrainingsgroep net even iets meer vooruitgang boekte. Bij de sprinttest was wel een duidelijke meerwaarde van de krachttraining zichtbaar, waarbij het verschil al in de eerste vier weken krachttraining werd geboekt en de laatste vijf weken bleef bestaan.

Een goed krachttrainingsprogramma kan wielrenners helpen om hun maximale kracht en hun maximale vermogen te vergroten. Hierdoor kan het sprintvermogen op de fiets toenemen, daardoor zal een renner ook beter in staat zijn om maximaal te versnellen uit de bochten en bergop. Er zijn sterke aanwijzingen in de literatuur dat ook het duurvermogen positief kan worden beïnvloed door middel van krachttraining.

Voor het verbeteren van de spierkracht is krachttraining met veel herhalingen (30) en een lage weerstand alleen bij aanvang van een programma effectief. Voor verdere vooruitgang van de spierkracht zijn na ongeveer 1 maand training minder herhalingen (< 10 herhalingen) en een grotere weerstand nodig.

Verschil tussen baan en weg

De basistrainingsvormen zijn voor baan en weg hetzelfde. De baansprinters richten zich echter nog meer en nog langer op het verhogen van hun maximale kracht en maximale vermogen. Zij besteden hier het hele jaar door een groot deel van hun trainingstijd aan. Wegrenners beperken zich over het algemeen tot krachttraining in de wintermaanden en kiezen voor minder complexe oefeningen.

2.2.3 Uitvoering in de praktijk

Het is zinvol om te kiezen voor vrije halteroefeningen. Bovendien is het van belang om zich vooral te richten op de heup- en kniestrekkers, omdat dat bij het fietsen de belangrijkste actieve spieren zijn. Het is daarnaast ook belangrijk om in de wintermaanden voldoende aandacht te besteden aan de spieren die een wegrenner tijdens de zomermaanden minder gebruikt. Hierbij moet je dan denken aan oefeningen voor het bovenlichaam en de armen. Deze oefeningen moeten voorkomen dat een renner zich te eenzijdig ontwikkelt en ze kunnen de kans op schouder-, rug- en nekklachten tijdens het fietsen verkleinen. In tabel 2.5 wordt een overzicht gegeven van de aanbevolen oefeningen voor wielrenners. Voor alle oefeningen geldt dat er voldoende tijd moet worden genomen om de techniek onder de knie te krijgen. Verhoogt men de belasting voordat men de juiste techniek beheerst, dan is de kans op blessures veel groter. Zorg voor deskundige begeleiding tijdens het aanleren van de oefeningen.

Tabel 2.5   Geschikte oefeningen voor wielrenners (Kantebeen e.a., 2005)

oefening	trainingsdoel/opmerking
Squat (back en front)	knie- en heupstrekkers en rugspieren
Deadlift	idem, met groter accent op rugstrekkers
Step-ups, Lunges, eenbenige squats (eenbenige oefeningen)	knie- en heupstrekkers, verkleinen of voorkomen van disbalans tussen links en rechts
Romanian Deadlift	rugstrekkers (lage rug) en heupstrekkers (hamstrings)
Bent over rowing	bovenrug, armen, lage rug statisch
Good morning	rugstrekkers en in iets mindere mate heupstrekkers
buikspieroefeningen recht en schuin	kies veel varianten, werk tot uitputting
bankdrukken/schuin bankdrukken	schouders, borstspieren en triceps
voorslaan (power clean) *	poweroefening voor knie- en heupstrekkers
Clean pull *	poweroefening voor knie- en heupstrekkers

* Deze oefeningen zijn complexer van aard en meer geschikt voor gevorderden en op sprint georiënteerde wielrenners (bv. baan, fietscross).

2.2.4   Techniek

Voor alle oefeningen geldt dat een correcte technische uitvoering erg belangrijk is. Vooral de houding van de rug verdient vaak speciale aandacht bij wielrenners. Vanuit het fietsen zijn we gewend om met een bolle (ronde) rug te sporten, in de krachttraining is dit precies omgekeerd! In tabel 2.6 wordt een aantal belangrijke aandachtspunten genoemd.

Tabel 2.6   Aandachtspunten voor de techniek (Louman e.a., 2005)

Voetenstand	Bij squats sta je op schouderbreedte of iets breder, bij oefeningen van de grond (bv deadlift) op heupbreedte. Tenen licht naar buiten laten wijzen.
Romphouding	Borst naar voren houden, dus schouderbladen naar elkaar toe. Rugspieren goed aanspannen zodat onderrug licht hol trekt, nooit met een bolle rug werken. Kijk recht naar voren of iets omhoog, nooit naar beneden.
Uitvoering	Rustig en gecontroleerd zakken (excentrisch), iets vlotter strekken (concentrisch).
Ademhaling	Goed inademen voor het overwinnende deel, uitademen tijdens het strekken (concentrisch deel). Bij squats goed inademen voor het zakken, uitademen tijdens het strekken.
Knieën	Bij alle oefeningen is het van belang om de knieën recht boven de tenen te houden. Laat de knieën in ieder geval niet naar binnen vallen (X-benen).

2.2.5   Vermogen

Als een wielrenner harder wil gaan fietsen, zal hij meer vermogen moeten leveren. Vermogen is het product van kracht en snelheid. Het verhogen van het vermogen kan op twee manieren:
• De factor kracht kan worden vergroot door het kiezen voor een zwaarder verzet.

Met het zwaarder worden van het verzet neemt de afstand die wordt afgelegd per pedaalomwenteling toe. Om de trapfrequentie gelijk te houden bij een zwaarder verzet moet er meer kracht worden geleverd per trap. Dit resulteert in een hoger vermogen en dus een hogere snelheid.

- De trapfrequentie kan worden verhoogd terwijl het verzet gelijk wordt gehouden. De factor snelheid wordt dan verhoogd waardoor ook het vermogen wordt vergroot. Voor de trapfrequentie geldt echter dat er een optimum is waarbij het hoogste vermogen geleverd kan worden. De trapfrequentie kan dus niet oneindig hoog opgevoerd worden.

Krachttraining voor wegrenners is vooral gericht op de factor kracht en in een later stadium op een toename van het vermogen. Een grote maximale kracht is een belangrijke voorwaarde voor het leveren van een hoog maximaal vermogen. Hier wordt in de periodisering dan ook rekening mee gehouden. Het is duidelijk dat het aanleren van fietsen met een hoge trapfrequentie uitsluitend specifiek getraind kan worden, op de fiets dus.

2.2.6 Periodisering

De periodisering van krachttraining kan op verschillende manieren worden ingevuld. Het trainingseffect van krachttraining wordt bepaald door een aantal variabelen. De intensiteit (uitgedrukt in een percentage van 1 RM ofwel het 1-herhalingsgewicht), het aantal herhalingen, het aantal sets en de rust tussen de sets kunnen worden gevarieerd, zodat er verschillende trainingseffecten optreden. Een periode van gewenning zal bestaan uit een lage belasting met een wat groter volume (meer herhalingen en meer sets). Om in de fases hierna een geleidelijke toename van maximale kracht te bewerkstelligen zal het aantal herhalingen worden gereduceerd en de intensiteit geleidelijk worden verhoogd. Als de intensiteit niet wordt verhoogd zal er namelijk eerder een stagnatie optreden in de toename van kracht. Voor sporters die nog nooit aan krachttraining hebben gedaan zal er echter ook in de eerste fase waarbij met relatief lichte belastingen wordt gewerkt al een toename optreden van de maximale kracht. Dit is het gevolg van een verbeterde aansturing, zoals in het eerste hoofdstuk al werd aangegeven.

Een belangrijk argument van veel wielrenners om geen krachttraining te doen is dat zij bang zijn voor overmatige spiergroei (hypertrofie) en daarmee een toename van het lichaamsgewicht. Een typisch hypertrofieschema bestaat uit 8-12 herhalingen per set waarbij gewerkt wordt met een intensiteit waarbij de laatste herhalingen zeer zwaar zijn (70-80% van het 1 RM). Er wordt gewerkt met meerdere sets (3-5) waarin gewerkt wordt tot uitputting. Over het algemeen wordt er een korte rusttijd gehanteerd zodat elke opvolgende set steeds zwaarder wordt.

Indien er wordt gekozen voor minder herhalingen in combinatie met zwaardere belastingen en meer rust tussen de sets is de toename in maximale kracht veel groter en de kans op overmatige spiergroei veel kleiner. Wielrenners zijn over het algemeen typische duursporters met veel langzame spiervezels. Hierdoor hebben zij in ieder geval minder aanleg voor spiergroei dan sporters die meer snelle spiervezels bezitten, want snelle spiervezels nemen gemakkelijker in omvang toe dan langzame. Wordt er naast de krachttraining nog voldoende aandacht besteed aan duurtraining op de fiets, dan zal het aërobe vermogen niet verminderen als gevolg van de krachttraining. In tabel 2.7 is een voorbeeld gegeven van een periodisering van krachttraining voor wegrenners.

Tabel 2.7 Periodiseringsmodel voor wegrenners (Takken e.a., 2005)

	herstelfase na wedstrijdseizoen	voorbereidingsperiode			aanvang wedstrijdseizoen
maand	okt.	nov-dec	dec-jan	jan-feb	maart
aantal weken	4	4-6	4-6	4-6	4+
krachttrainingfase	adaptatiefase	submaximale-krachtfase	maximale-krachtfase	vermogensfase	onderhouds-fase
doelen	aanleren van juiste techniek aanpassen van spieren en pezen	aanpassing van spieren en pezen ontwikkelen van submaximale kracht	ontwikkelen van maximale kracht	vergroten van het vermogen en onderhouden maximale kracht	behouden van kracht/vermogen
sets	3-6	3-5	3-5	3-5	1-3
herhalingen	8-12	5-8	2-6	3-8	3-8
rust tussen sets	1 min.	1-3 min.	3-4 min.	3-4 min.	3-4 min.
intensiteit	lichte belastingen (40-70% 1 RM)	matig zware belastingen (60-80% 1 RM)	zwaar (75-95% 1 RM)	gematigd	licht
dagen per week	2-3	2-3	2-3	2-3	1-3

2.2.7 Invulling van de trainingsweek

Om het effect van de krachttraining te optimaliseren is het belangrijk deze op de juiste wijze in de trainingsweek in te plannen. Daarbij is een aantal aspecten van belang. Krachttraining kan het beste in uitgeruste toestand worden gedaan. Dat betekent: minimaal een dag overslaan tussen de krachttrainingen, en daarnaast krachttraining nooit als tweede training op een dag uitvoeren. Hooguit zou men 's ochtends een lichte hersteltraining op de fiets kunnen uitvoeren, waarna men aan het eind van de middag of in de avond de krachttraining doet. Een combinatie van krachttraining gevolgd door een (zware) fietstraining is ook niet aan te raden, aangezien het herstel van de krachttraining dan niet optimaal kan verlopen. Deze adviezen gelden met name als de trainingen zwaarder worden en gericht zijn op het ontwikkelen van maximale kracht en/of vermogen. In de gewenningsperiode mag men hier iets soepeler mee omgaan, maar dan zal het aantal uren op de fiets waarschijnlijk toch iets lager liggen.

Excentrisch trainen

Excentrische bewegingen – bewegingen waarbij de spier wordt uitgerekt onder druk van het gewicht – tijdens krachttraining voor wielrenners dienen zo veel mogelijk vermeden te worden. Tijdens de training is het dan ook van belang om de terugbeweging, waarbij de spier verlengt onder de druk van het gewicht, rustig uit te voeren. Excentrische bewegingen resulteren juist in spierschade en spierhypertrofie. Hierdoor wordt de hersteltijd na de training langer. Bovendien is hypertrofie van de spiervezels onwenselijk, omdat tijdens wedstrijden extra gewicht moet worden meegenomen op de fiets. Krachttraining is wel een uitgelezen mogelijkheid om de lichaamssamenstelling gunstig te beïnvloeden, waardoor een renner een zelfde lichaamsgewicht blijft houden met meer spiermassa en minder vetmassa. Hypertrofie van de spiervezels kan ook nadelig werken voor het aërobe vermogen. Door de hypertrofie van de spiervezel zal de diffusieafstand voor zuurstof en andere nutriënten van de capillair naar de mitochondriën groter worden; in theorie is dit niet prestatiebevorderend (Leveritt e.a., 1999).

Voor wielrenners is fietstraining het belangrijkste bestanddeel van hun training. Krachttraining blijft altijd een ondersteuning van de fietstraining; er moet dus niet te veel tijd in het krachthonk worden doorgebracht. Fietstraining moet de voornaamste trainingsvorm van een wielrenner blijven.

2.3 KRACHTTRAINING BIJ JEUGD EN JONGEREN

Voorheen werd gedacht dat bij prepuberale kinderen, vanwege hun lage aanmaak van lichaamseigen testosteron, geen hypertrofie van de spiervezels kon plaatsvinden en hierdoor ook geen toename in spierkracht. Diverse studies wijzen echter uit dat de spierkracht van jonge kinderen vanaf een leeftijd van 6 jaar kan toenemen na het volgen van een krachttrainingsprogramma (Bernhardt e.a., 2001; Faigenbaum en Westcott, 2005; Faigenbaum e.a., 1999). Waarschijnlijk is dat het gevolg van een verbeterde neuromusculaire aansturing van de spieren, maar een kleine hypertrofie van de spiervezels valt bij hen niet uit te sluiten (Guy en Micheli, 2001).

Regelmatig uitvoeren van krachttraining kan zorgen voor een verbetering van de sportprestatie, preventie en herstel van blessures (Bernhardt e.a., 2001). Krachttrainingsprogramma's blijken de groei niet nadelig te beïnvloeden en hebben ook geen nadelige langetermijneffecten op de conditie van hart en bloedvaten (hoge bloeddruk) (Bernhardt e.a., 2001; Faigenbaum en Westcott, 2005). Uit onderzoek blijkt dat krachttraining een veilige en effectieve trainingsmethode is voor kinderen en adolescenten, mits goede trainingstechnieken worden gebruikt (de technische uitvoering van oefeningen, binnen de normale bewegingsuitslag) en veiligheidsvoorzorgsmaatregelen worden genomen (sommige oefeningen zoals bankdrukken zijn voor kinderen zeer gevaarlijk) (Bernhardt e.a., 2001). Het blessurerisico tijdens een goed gesuperviseerd krachttrainingsprogramma is vergelijkbaar met of lager dan bij duurtrainings-programma's (zoals hardlopen).

Een sterker bewegingsapparaat zorgt ervoor dat kinderen in staat zijn om hun dagelijkse activiteiten met meer energie en kracht uit te voeren. Ondanks de traditionele zorgen over het gevaar van krachttraining blijkt uit wetenschappelijke studies en praktische ervaring dat krachttraining deel moet uitmaken van een trainingsprogramma voor jonge sporters (Faigenbaum en Westcott, 2005).

2.3.1 Misvattingen over krachttraining bij kinderen

Er bestaan nog steeds enkele mythes over krachttraining bij de jeugd die onzekerheid veroorzaken bij ouders en trainers. Voorbeelden van deze mythes zijn dat krachttraining ervoor zou zorgen dat kinderen niet verder groeien en dat kinderen daarom nooit vóór hun 12e aan krachttraining mogen doen. Beide opvattingen zijn nooit wetenschappelijk onderbouwd, sterker nog: bijna alle toonaangevende medische en fitness-organisaties in de Verenigde Staten (o.a. American College of Sports Medicine, American Council on Exercise, American Academy of Pediatrics en National Strength and Conditioning Association) pleiten voor krachttraining bij kinderen en adolescenten mits men zich aan de voorgeschreven richtlijnen houdt en de training onder professionele begeleiding plaatsvindt.

Over de minimale leeftijd wordt nog gediscussieerd, want deze kan per kind verschillen. De belangrijkste voorwaarde is dat een kind in staat is om aanwijzingen te begrijpen en zich daaraan te houden. Dit is vaak ook de leeftijd dat kinderen kunnen participeren in georganiseerde sportactiviteiten; meestal is het rond 7 of 8 jaar.

Verbetering van spierkracht, botdichtheid, lichaamssamenstelling, motoriek en blessurepreventie zijn vaak de redenen die de ouders aanspreken, maar kinderen zelf vinden aspecten als prestatieverbetering en het sociale aspect van een sport veel belangrijker. Kinderen hebben nog geen inzicht in de langetermijneffecten van beweging tot ze een jaar of 12 zijn. Het uitleggen van deze doelen kan zelfs demotiverend werken. Zelfverbetering, individueel succes en plezier zijn de belangrijkste drijfveren voor een kind; het is dan ook belangrijk voor de trainer om hier het accent op te leggen.

2.3.2 Training

Verschillende trainingsprogramma's die zijn geëvalueerd, blijken veilig en effectief te zijn. Bij aanvang dient de eerste periode in het teken te staan van techniekontwikkeling. Oefeningen moeten allereerst door de jonge sporter goed uitgevoerd kunnen worden voordat er een belasting op wordt gelegd. Het moet duidelijk zijn dat bij krachttraining de nadruk zal liggen op het aanleren van een goede trainingstechniek en het volgen van veilige trainingsprocedures en niet op het gewicht dat maximaal gelift kan worden. Als kinderen of jongeren een krachttrainingsprogramma willen starten, is het aan te raden om te beginnen met een lage weerstand nadat een goede techniek aangeleerd is.

De optimale combinatie van sets en herhalingen is bij kinderen en adolescenten nog niet vastgesteld, maar onderzoek laat zien dat bij jongeren voor de puberteit één set van 13-15 herhalingen van verscheidene krachtoefeningen effectiever is om de spierkracht te verbeteren dan het gebruik van een hogere weerstand en minder herhalingen (6-8 herhalingen) (Faigenbaum e.a., 1999). Wanneer er meer dan 15 herhalingen uitgevoerd kunnen worden is het toelaatbaar om geleidelijk gewicht toe te voegen.

De oefeningen moeten alle grote spiergroepen omvatten en uitgevoerd worden door gebruik te maken van de volledige bewegingsuitslag van elk gewricht. Om vooruitgang te boeken in kracht moet een trainingssessie minimaal 20-30 minuten duren, minimaal tweemaal per week uitgevoerd worden en de weerstand moet langzaamaan (maximaal 5-10% per 3 weken) verhoogd worden wanneer de kracht toeneemt. Krachttraining die meer dan viermaal per week plaatsvindt geeft geen extra meerwaarde ter vergroting van de kracht (Faigenbaum e.a., 1999). Zie ook tabel 2.8.

Tabel 2.8   Trainingsparameters voor effectief krachttrainingsprogramma bij kinderen (naar Faigenbaum en Westcott, 2005; Faigenbaum e.a., 1999)

parameter	
frequentie (per week)	2-3
intensiteit	70% van 1 herhalingsmaximimum (1 RM)
aantal herhalingen	13-15
aantal sets	1-3
aantal verschillende oefeningen	6-8
verhoging weerstand	maximaal 5 à 10% per 3 weken

Jonge sporters die beter willen worden in hun sportprestaties hebben in het algemeen meer baat bij het uitoefenen en perfectioneren van de vaardigheid dan van krachttraining. Krachttraining is voor duursporters een aanvulling op de fietstraining. Jonge wielrenners moeten daarom altijd naast de krachttraining blijven fietsen. Net als bij alle andere sporten en activiteiten is er altijd de kans op blessures als de veiligheidsnormen (zoals gekwalificeerde instructie, veilig materiaal en leeftijdsspecifieke trainingsrichtlijnen) niet goed gevolgd worden.

2.3.3   Blessures

Het blessurerisico wordt geminimaliseerd door eerst de techniek goed aan te leren en dan pas de weerstand te vergroten. Op deze manier worden gewrichten, pezen en spieren op een correcte manier voorbereid op zwaardere arbeid. Bij training ontstaat schade meestal door mechanische overbelasting bij bewegingen die nog niet beheerst worden. Wanneer een bepaalde drempel overschreden wordt kan er lokaal een overbelastingsletsel ontstaan.

Letsels in het steunweefsel gaan gepaard met pijn, die vaak al in het begin van de inspanning optreedt en tijdens deze inspanning geleidelijk toeneemt. Aangeraden wordt om direct te stoppen als er tijdens de inspanning pijn optreedt, de inspanning/oefening niet meer uit te voeren als de dag erna opnieuw pijn ontstaat, en een sportarts of huisarts te consulteren als de pijn twee dagen of langer aanhoudt (Vehrs, 2005). Dit letsel is het gevolg van een toenemende verstoring in het evenwicht omdat bindweefsel, kraakbeen en bot minder snel herstellen dan spierweefsel. Spierweefsel kan ook mechanisch overbelast raken bij te zware of ongewone inspanning. Dit uit zich meestal door spierpijn of spierstijfheid. Dit herstelt meestal vanzelf na enkele dagen rust.

Samenvattend: jeugdwielrenners, nieuwelingen en junioren kunnen veilig trainen op kracht en conditie mits dit gebeurt onder goede begeleiding en de omgeving aan een aantal veiligheidsnormen voldoet. De kans dat er beschadigingen aan groeischijven optreden, is minimaal. Bovendien wordt de lichaamsgroei niet geremd door training in normale doseringen (< 15-18 uur per week).

2.4 TRAINEN MET EEN HOGE TRAPFREQUENTIE

Waarom is een hoge trapfrequentie belangrijk bij het wielrennen? Wanneer een renner tijdens een sprint of bij een demarrage 60 km per uur wil rijden en rijdt op een versnelling van 53 × 12, dan moet hij ongeveer 107 omwentelingen per minuut uitvoeren om deze snelheid te halen. Als een renner deze snelheid gemakkelijk wil behalen, moet hij regelmatig op hoge trapfrequenties trainen. Bovendien zijn er verschillende fysiologische redenen waarom het rijden van een hoge trapfrequentie voordelig is voor wielrenners. In deze paragraaf gaan we daar verder op in.

Er zijn diverse onderzoeken uitgevoerd waarbij is gekeken naar het energieverbruik bij fietsen met eenzelfde belasting (eenzelfde aantal watt) bij verschillende trapfrequenties (figuur 2.4). Er wordt minder energie verbruikt tussen 80 en 100 omwentelingen per minuut. Uit onderzoek blijkt dat deze bevinding opgaat voor goed getrainde professionele wielrenners (Lucia e.a., 2004), maar dat bij ongetrainde mensen de optimale trapfrequentie lager ligt. Tijdens vlakke etappes en tijdritten rijden profs met een trapfrequentie van rond de 90 omwentelingen per minuut, tijdens bergetappes klimmen ze met een trapfrequentie van rond de 70 omwentelingen per minuut (Lucia e.a., 2001). Het is moeilijk om precies de optimale trapfrequentie te geven waarop getraind moet worden. Die is afhankelijk van diverse factoren, waaronder de samenstelling van de spiervezels. Hoe meer snelle spiervezels er in de beenspieren zijn, hoe hoger de optimale trapfrequentie. Wel is duidelijk dat dit optimum bij goed getrainde wielrenners tussen de 80 en 100 omwentelingen per minuut ligt.

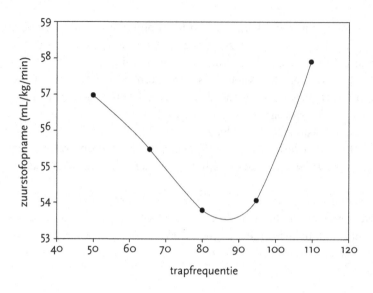

Figuur 2.4. De relatie tussen het energieverbruik en de trapfrequentie bij goed getrainde wielrenners. (Brisswalter e.a., 2000.)

2.4.1 Kracht of vermogen?

In de sport worden de begrippen 'kracht', 'moment' en 'vermogen' vaak door elkaar gebruikt.

Spierkracht is de maximale kracht die een spier(groep) kan ontwikkelen. Een sporter A die tijdens het bankdrukken 150 kg opdrukt, heeft tweemaal zoveel kracht als sporter B die slechts 75 kg kan opdrukken.

Moment is het product van kracht en de afstand tot het aangrijpingspunt van de kracht (de horizontale afstand tussen trappers en trapas). Renner A en renner B leveren bv. beiden een kracht van 1000 N op de pedalen bij de stilstaande start op de baan. Renner A heeft zijn pedalen nog in de verticale stand (180°); renner B heeft zijn pedalen in de horizontale stand (90°). Beide renners hebben 165 mm cranks, op hun fiets gemonteerd. A levert dan een moment van (0 meter × 1000 N) = 0 Nm, terwijl B een moment van 165 Nm levert (0,165 meter × 1000 N). Renner A zal dus niet wegkomen.

Vermogen is het product van kracht en snelheid dat men per tijdseenheid kan ontwikkelen, ook wel het explosieve aspect van kracht. Wanneer atleet A 75 kg kan opdrukken in 2 sec. en atleet B hetzelfde doet in 4 sec., ontwikkelt atleet A dubbel zoveel vermogen als atleet B.

Het is dus belangrijk om tijdens de wedstrijd de trapfrequenties aan te houden waarbij de minste energie gebruikt wordt; het fietsen is dan efficiënter. Berekeningen laten zien dat wanneer een wielrenner op amateurniveau zijn efficiëntie met 1% kan verbeteren dit een tijdswinst oplevert van 45 seconden tijdens een tijdrit van 40 km. Het is de moeite waard om de efficiëntie te verbeteren door met een hoge trapfrequentie te trainen.

Maar er zijn meer voordelen om als renner een hoge trapfrequentie aan te leren. Zo is de doorbloeding van de spieren veel beter bij een hoge trapfrequentie (boven de 90 omwentelingen per minuut) dan bij een lage trapfrequentie (onder de 70 omwentelingen per minuut), omdat er per pedaalomwenteling minder kracht geleverd hoeft te worden. Hierdoor worden de vaten in de beenspieren niet of minder dichtgeknepen door de aangespannen spieren. Een betere doorbloeding van de spieren zal ervoor zorgen dat de aan- en afvoer van energierijke stoffen, zuurstof en afvalstoffen beter worden, waardoor een renner in staat is om een inspanning langer vol te houden. Maar er zijn nog meer voordelen van een hoge trapfrequentie. In de spieren zijn globaal twee soorten spiervezels te ontdekken (namelijk de langzame en de snelle spiervezels). Bij een hogere trapfrequentie is de kracht die per pedaalomwenteling op de trappers moet worden overgebracht, lager dan bij een lage trapfrequentie. Hierdoor is het mogelijk om bij eenzelfde belasting meer langzame spiervezels in te schakelen. De snelle spiervezels blijven langer fris en de vermoeidheid kan worden uitgesteld (Lucia e.a., 2004). Doordat er aan het einde van de wedstrijd meer 'frisse' snelle spiervezels beschikbaar zijn, is een renner beter in staat om een goede eindsprint te maken. Bovendien is het mogelijk om de ideale trapfrequentie voor de langzame spiervezels te verhogen door duurtraining met een hoge trapfrequentie. Daardoor ontstaat er een hogere efficiëntie gedurende het gebruik van de langzame spiervezels bij een hoge trapfrequentie.

2.4.2 Klimmen

Wat is de meest efficiënte manier van klimmen? De ene renner rijdt met de grote versnelling omhoog, terwijl een andere renner op souplesse naar boven gaat. Sommige renners blijven altijd in het zadel tijdens een klim, terwijl anderen altijd op de pedalen staan. Welke klimstijl is nu qua energieverbruik het beste? Tijdens het klimmen wordt er meestal met een zeer hoge intensiteit, zo niet met een maximale intensiteit gefietst. Tijdens deze inspanning gebruikt een renner voornamelijk de snelle spiervezels (type II-spiervezels), omdat er een hoog vermogen geleverd moet worden en de langzame spiervezels dit vermogen niet volledig kunnen leveren. De type II-spiervezels beschikken echter maar over een beperkte energievoorraad (glycogeen). De hoeveelheid energie die tijdens intensieve inspanning verbrand wordt, kan nooit tegelijkertijd voor de volle 100% aangevuld worden met voeding. Het is dus zaak om zo zuinig mogelijk om te gaan met deze energiereserves. Dus ook hier is het belangrijk om zo veel mogelijk langzame spiervezels in te schakelen, want deze spiervezels verbranden voornamelijk vetten en hier heeft een renner veel grotere voorraden van in het lichaam.

Zitten of staan?

De krachtlevering van de spieren op de dode momenten (op 0° en 180°) is tijdens zittend klimmen veel moeilijker dan tijdens staand klimmen. Op de dode momenten moet een renner dan namelijk horizontaal duwen met het bovenste been en trekken met het onderste been. De beenspieren zijn in deze positie minder goed in staat om kracht te leveren en daarbij is de momentsarm van de cranks (zie paragraaf 5.2.5) erg klein. In figuur 2.5 staat het patroon van de momenten op de cranks van een wielrenner in twee situaties. De doorgetrokken lijn laat het krachtenpatroon op de cranks zien tijdens het zittend klimmen, de gestippelde lijn geeft het krachtenpatroon tijdens het staand klimmen weer. Door te gaan staan is de renner beter in staat om door deze dode punten heen te trappen, omdat hij in de laatste fase van de trapbeweging een groter moment kan leveren op de cranks. Het maximale wattage dat geleverd kan worden, is tijdens staand fietsen groter dan tijdens zittend fietsen (Millet e.a., 2002). Voor het mountainbiken kan dit juist ongunstig zijn, omdat er door de grotere maximale kracht een grotere kans bestaat dat het achterwiel doorslipt.

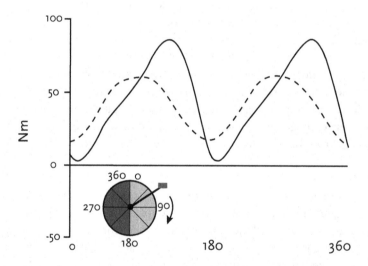

Figuur 2.5. Het verloop van het moment op de cranks bij zittend klimmen (gestippelde lijn) en bij staand klimmen (gesloten lijn). (Sparrow, 2000.)

De oppervlakte onder de twee grafieken (dit is de maat voor het energieverbruik) verschilt niet tussen de twee grafieken. Er wordt dus niet meer energie gebruikt tijdens het staand klimmen. Wel moet er rekening mee gehouden worden dat er een hogere luchtweerstand is als men gaat staan op de trappers. Tijdens snelle beklimmingen is het dus nadeliger om staand te klimmen.

Wanneer moet een renner nu blijven zitten en wanneer gaan staan tijdens een klim? Tijdens het klimmen moet hij allereerst proberen om een hoge trapfrequentie aan te houden om zo weinig mogelijk snelle spiervezels te gebruiken. Op de gemakkelijke stukken kan hij blijven zitten, maar wanneer het zwaarder wordt (en hij geen lichtere versnelling heeft) moet hij op de pedalen gaan staan om de hoge trapfrequentie te kunnen handhaven en het vermogen te kunnen blijven leveren (Millet e.a., 2002). Bovendien zorgt de massatraagheid van de benen ervoor dat de benen door de hoge trapfrequentie gemakkelijker het dode punt passeren.

2.4.3   Hoe te trainen?

Er zijn vele mogelijkheden om op een hoge trapfrequentie te trainen. De gemakkelijkste manier is om het op de weg te doen door een kleine versnelling te gebruiken zodat er tussen 90 en 110 omwentelingen per minuut gemaakt worden waarbij de renner in het zadel blijft zitten. Bij deze oefening moet hij de heupen zo stil mogelijk houden en alleen de benen rond laten draaien. Probeer dit zo vloeiend mogelijk te doen, vooral als het pedaal boven en onder is. Wanneer dit goed gaat, verhoog dan de trapfrequentie naar een snelheid tussen de 110 en 120 omwentelingen per minuut en sluit af met een korte sprint met een trapfrequentie van rond de 135 omwentelingen per minuut.

Maar er zijn natuurlijk ook andere manieren om op een hoge trapfrequentie te trainen. Een uitstekende manier om hierop te trainen is natuurlijk de wielerbaan. Op de baan leert een renner om op een wedstrijdverzet enorme snelheden (en trapfrequenties) te halen en de efficiëntie te verbeteren. Hoge trapfrequenties kunnen ook uitstekend op een ouderwetse rollenbank of op een spinning-fiets getraind worden. Door bijvoorbeeld als achterste tandwiel op het freewheel een kransje met 28 tanden te monteren, kan er eenvoudig tussendoor op de rollerbank op een heel hoge trapfrequentie worden geoefend tijdens sprints.

2.5   OVERTRAINING

Uit onderzoek blijkt dat tussen 60 en 80% van de wedstrijdsporters vroeg of laat met overtraining te maken krijgt. Overtraining is de toestand waarbij een renner zijn grenzen van trainbaarheid heeft overschreden. De balans tussen herstel en trainingsbelasting is te ver doorgeslagen naar de kant van de trainingsbelasting. Er wordt verondersteld dat een combinatie van stressoren (fysiek, emotioneel, psychisch en sociaal) een renner dermate onder druk kan zetten dat hij er niet meer mee kan omgaan.

De vroege symptomen van overtraining zijn niet gemakkelijk op te sporen. Er zijn veel verschillende symptomen beschreven. Meestal zijn de psychologische veranderingen van een renner het meest herkenbaar in de vroege fase (zie tabel 2.9). De veranderingen zijn het eenvoudigst op te sporen met een Profile of Mood States Vragenlijst (zie bijlage). De ervaring leert dat de kans op overtraining enorm toeneemt bij duursporters wanneer de trainingsduur boven de 20 uur per week uitkomt (Kuipers en Van Breda, 2003).

Tabel 2.9   Psychologische symptomen beschreven ten gevolge van overtraining (bewerkt naar Rietjens, 2002)

- gevoel van depressie
- algemene lusteloosheid
- afname in zelfvertrouwen
- emotionele instabiliteit
- gevoelig voor werk en emotionele stress
- angst voor competitie
- geen eetlust
- veranderingen in persoonlijkheid
- verminderd concentratievermogen
- sneller afgeleid zijn
- verminderde capaciteit om informatie te verwerken
- snel opgeven wanneer het zwaar wordt

In de literatuur worden er ook veel verschillende lichamelijke symptomen beschreven (zie tabel 2.10). Als eerste symptoom is er meestal een onverklaarbare daling in prestatievermogen. De opsporing van overtraindheid door het afnemen van een inspanningstest is erg lastig. Bij sommige atleten is er een lagere hartfrequentie tijdens inspanning, bij andere een hogere. Vaak wordt er bij kortdurende overtraining een daling in de maximale hartfrequentie gezien van 5 à 10 slagen per minuut.

Tabel 2.10   Lichamelijke symptomen beschreven ten gevolge van overtraining (bewerkt naar Rietjens, 2002)

verminderd prestatievermogen	langzamer herstel
verminderd maximaal inspanningsvermogen	verminderde coördinatie
verminderde efficiëntie/bewegingsamplitude	terugkomen van oude afgeleerde bewegingspatronen
inconsistenties in ritmische bewegingen	verminderde capaciteit om te differentiëren en technische fouten te corrigeren
verhoogd verschil tussen hartfrequentie in lig en staand	abnormaal T-golfpatroon op elektrocardiogram
veranderingen in bloeddruk	veranderingen in hartfrequentie, in rust, tijdens inspanning en herstel
verhoogde ademfrequentie	verminderd vetpercentage
verhoogd basaalmetabolisme	verhoogde zuurstofopname tijdens submaximale inspanning
verhoogd ademminuutvolume tijdens submaximale inspanning	verhoogde hartfrequentie tijdens submaximale inspanning
verlaagde lactaatproductie tijdens inspanning	verminderde glycogeenhoeveelheid in de spieren
verlaagd lichaamsgewicht 's avonds na de training	chronische vermoeidheid
slapeloosheid	nachtzweet
dorst	anorexia nervosa
verminderde eetlust	boulimie >>

geen ongesteldheid of onregelmatige ongesteldheid	verlate eerste menstruatie
hoofdpijn en misselijkheid	meer pijntjes
spierpijn en gevoeligheid	klachten aan pezen en aanhechtingen
spierschade (rabdomyolyse)	verhoogd C-reactive proteïne (CRP)

Het is niet zo eenvoudig om kortdurende overtraining op te sporen; ook bloedwaarden geven veelal geen uitkomst. Een recent onderzoek uit België waarbij overtrainde sporters tweemaal op een dag aan een maximale inspanningstest werden onderworpen en de verschillen tussen de twee tests werden bekeken, lijkt meer diagnostisch vermogen te hebben dan de klassieke enkele maximale inspanningtest (Meeusen e.a., 2004). Ook gaat overtraining gepaard met een slechter functioneren van het immuunsysteem. Door zware training zal o.m. de afweerfunctie verminderen, waardoor een renner eerder vatbaar is voor ziekten als bovenste-luchtweginfecties. Extra vitamine C kan tijdens een periode van zware training het afweersysteem versterken.

In de literatuur worden twee soorten overtraining beschreven: kortdurende overtraining (overreaching, bijvoorbeeld ten gevolge van een zwaar trainingskamp of een drukke periode op een ander vlak) en langdurige overtraining (bijvoorbeeld door een zeer lange periode met te veel belasting en te weinig rust). Langdurige overtraining is een verdere staat van overtraining en wordt ook wel overtrainingssyndroom genoemd.

De enige effectieve behandeling voor overtraining is absolute rust totdat de symptomen verdwenen zijn. Dit kan soms weken tot maanden in beslag nemen. Voor toegewijde atleten is dit erg lastig omdat ze erg bang zijn om de opgebouwde conditie te verliezen. In de rustperiode is het goed om het trainingslogboek grondig te analyseren en uit te zoeken hoe de overtraining is ontstaan, zodat het in de toekomst vermeden kan worden. De realiteit leert eveneens dat topsporters die – gedwongen – aan de kant staan (bijvoorbeeld vanwege een blessure), opeens de rust krijgen die ze nodig hebben. Ze keren met regelmaat sterker terug dan daarvoor. Wellicht hebben blessures menig topsporter van overtraining 'gered'?

Het effect van een goed uitgekiende trainingsarbeid moet niet worden onderschat, maar het werkelijk kunnen opladen om met meer energie dan daarvoor weer aan de slag te kunnen, evenmin.

Trainingslogboek. Het is verstandig om als wielrenner een trainingslogboek bij te houden. Wanneer de prestaties achterblijven bij de verwachtingen van renner en begeleiders, kan het logboek waardevolle informatie geven over de trainingen die er in het verleden zijn uitgevoerd en is het bijstellen van het programma een stuk eenvoudiger. Ook leert een renner door het bijhouden van een logboek zijn lichaam beter kennen.

Daarnaast is het verstandig om een hartslagmeter met geheugen aan te schaffen. Het geheugen van deze meters is in te lezen op de computer, waardoor met deze gegevens een snelle analyse gemaakt kan worden van het totale trainingsvolume (intensiteit × tijd) en van de trainingsintensiteit over een lange periode.

Tabel 2.11 toont een voorbeeld van een pagina uit een trainingslogboek. De onderwerpen over slaap, vermoeidheidsscore, lichaamsgewicht en ochtendpols hebben te maken met het vroegtijdig opsporen van overtraining of ziekte. Zoals eerder beschreven passen slecht slapen en vermoeid wakker worden bij overtraining. Een daling in lichaamsgewicht (gemeten na de toiletgang) wijst uit dat er de vorige dag/nacht meer vocht is verloren dan er is gedronken. De renner moet dan ook proberen dit vochtverlies zo spoedig mogelijk te compenseren. De ochtendpols is een indicator voor te weinig herstel of ziekte. Hij kan gemeten worden met de hartslagmeter of door 15 seconden lang het aantal hartslagen aan de pols te tellen en dit aantal met 4 te vermenigvuldigen. Wanneer de ochtendpols 4 tot 6 slagen hoger is dan in de voorgaande dagen, is dit een teken om alert te zijn.

Tabel 2.11   Voorbeeld Trainingslogboek

datum:	tijdstip naar bed: tijdstip opstaan:	vermoeidheidsscore:
	uren slaap:	
lichaamsgewicht:	ochtendpols:	
aantal kilometers: gemiddelde snelheid:	duur van de training:	
invulling training/wedstrijd:		
uitvoer van de training/wedstrijd:		
opmerkingen gezondheidstoestand:		

De vermoeidheidsscore kan ingevuld worden met gebruikmaking van de ervaren mate van vermoeidheid volgens de Borgschaal (zie tabel 2.12).

Tabel 2.12   De ervaren mate van vermoeidheid (Borgschaal) (Borg, 1982)

0	niets
0,5	heel erg licht
1	erg licht
2	licht
3	matig
4	matig zwaar
5	zwaar
6	
7	erg zwaar
8	
9	heel erg zwaar (bijna maximaal)
10	maximaal

2.6   EFFECTEN VAN HOOGTETRAINING

Veel wielrenners gaan op hoogtestage in de voorbereiding op een belangrijke wedstrijd. Ze gaan ervan uit dat het prestatievermogen door training op hoogte aanzienlijk toeneemt. Maar is dit echt zo? Krijg je waar voor je geld bij hoogtetraining of kun je beter je tijd en geld in andere zaken steken?

In vergelijking met de omstandigheden op zeeniveau treden er op hoogte een aantal veranderingen op die invloed hebben op het lichaam. De belangrijkste veranderingen zijn:

- een afname van de luchtdruk en een daarmee samenhangende afname van de zuurstofspanning (het aantal zuurstofdeeltjes per liter lucht),
- een daling van de temperatuur (2 °C per 300 m),
- een afname van de luchtvochtigheid.

Als gevolg van de lagere zuurstofspanning op hoogte neemt de hoeveelheid zuurstof in het bloed af. Hierdoor wordt het tijdens inspanning moeilijker om met behulp van zuurstof energie vrij te maken om in de energiebehoefte te kunnen voorzien. Het prestatievermogen neemt dan ook af op hoogte. Het lichaam probeert dit te compenseren door een aantal aanpassingen: zo nemen onder meer het aantal rode bloedcellen en de concentratie hemoglobine in de rode bloedcellen toe. Voor deze aanpassing heeft het lichaam enige tijd nodig.

2.6.1   Geen garantie op succes

Sinds de Olympische spelen in Mexico-Stad van 1968 zijn er vele onderzoeken uitgevoerd naar hoogtetraining. Een van de meest opmerkelijke bevindingen uit deze onderzoeken is dat de populaire klassieke hoogtetraining – trainen en leven op hoogte – geen effect heeft op de prestatie op zeeniveau (Levine, 2002). Wel zijn er veranderingen in het bloedbeeld te zien, maar deze leiden niet tot een prestatievooruitgang op zeeniveau. Deze veranderingen in het bloedbeeld zijn pas te zien na een verblijf boven 2000 meter hoogte (Rietjens e.a., 2002). Op hoogte maakt het zuurstoftekort intensieve training onmogelijk en bovendien is hoogteziekte nooit uit te sluiten. Wanneer men niet goed acclimatiseert, kan overtraining of spiermassaverlies optreden. Zelfs wanneer de aanpassingen goed verlopen, kan men er nooit even intensief trainen als op zeeniveau. Dit heeft tot gevolg dat er een onttrainingseffect optreedt. Wel is het zo dat wanneer de wedstrijd op hoogte is, je van tevoren op hoogte moet verblijven om je aan te passen aan de omstandigheden. Uiteraard verschilt de beste timing van persoon tot persoon en spelen factoren als hoogte, duur, trainingsfrequentie en trainingsintensiteit ook een rol. Recent onderzoek laat zien dat voor een wedstrijdprestatie op ongeveer 1700 meter sporters meer dan drie dagen voor de wedstrijddag op deze hoogte moeten aankomen.

Een algemeen schema voor het timen van de aankomst op hoogte ziet er als volgt uit (Weston e.a., 1997):

0-2 dagen afname in prestatievermogen
3-7 dagen toename in prestatievermogen
8-12 dagen afname in prestatievermogen
12-20 dagen toename (maximaal) in prestatievermogen

2.6.2 Best of both worlds?

Niet alle manieren van hoogtetraining zijn onzinnig. Er bestaan manieren om toch door middel van hoogtetraining vooruitgang te kunnen boeken. Ongeveer tien jaar geleden herintroduceerden de Amerikaan Ben Levine en de Noor Jim Stray-Gundersen het concept 'live high, train low' (Levine en Stray-Gundersen, 1992). In het afgelopen decennium hebben zij veel onderzoek gedaan naar deze trainingsmethode. De sporters verbleven op 2500 meter en trainden elke dag in lagergelegen gebieden (beneden 1000 meter). Het lijkt erop dat een hoogte tussen 2000 en 3000 meter optimaal is voor de aanpassingen aan de hoogte. Alle studies die zij uitvoerden, lieten een vooruitgang zien in het prestatievermogen op zeeniveau onder de sporters die volgens hun 'live high, train low'-methodiek trainden (Levine, 2002).

De laatste jaren wordt deze methode steeds meer in de sportpraktijk toegepast. Diverse topsporters hebben tegenwoordig een hoogtetent in de slaapkamer. Hierdoor kunnen zij de nacht op hoogte doorbrengen, terwijl zij overdag, en dus tijdens de training, voldoende zuurstof hebben om intensief te trainen. De positieve effecten van aanpassing aan hoogte, zoals de extra productie van lichaamseigen EPO, zijn er wel. Soms wordt er wel beweerd dat een hoogtetent het herstel van trainingen zou vertragen, maar dat is een fabeltje.

Een andere optie is hoog trainen en laag leven. Dit kan o.a. door te gaan trainen in hypobare kamers, bijvoorbeeld in de lagedrukkamers van de Luchtmacht in Soesterberg. Inspanningsfysioloog Ted Meeuwsen vond bij triatleten die tien dagen lang twee uur op 2500 meter trainden in de lagedrukkamers in Soesterberg een grotere vooruitgang in prestatie dan bij een controlegroep die een vergelijkbare training op zeeniveau uitvoerde (Meeuwsen e.a., 2001).

Ook zijn er diverse apparaten ontwikkeld waarbij je een lagere zuurstofconcentratie krijgt toegediend via een masker, waardoor je ook een hoogtetraining simuleert. Deze apparaten zijn te koop voor tussen de 5.000 en 10.000 Euro bij ondermeer Go2altitude (www.go2altitude.com), hypoxico (www.hypoxico.com) en Colorado Altitude Training (CAT), (www.altitudetraining.com).

Hoewel in theorie de hoogtetraining met behulp van diverse apparaten een positief effect op het lichamelijke prestatievermogen kan hebben, is dit nog niet in wetenschappelijk onderzoek met sporters aangetoond. Overigens reageert 10-20% van de mensen helemaal niet op hoogte. Voor die mensen is het zonde van hun tijd en geld om toch op hoogtestage te gaan of een hoogtetent aan te schaffen.

2.7 PRESTEREN IN WARMTE EN SMOG

Een mens kan alleen goed functioneren als zijn lichaamstemperatuur rond de 37 °C is. Bij lichamelijke inspanning onder warme omstandigheden is de verdamping van zweet het belangrijkste middel om lichaamswarmte kwijt te raken. Langdurig achtereen zweten kan echter o.a. leiden tot vochttekort en natrium- en chloortekort. Symptomen die daarmee gepaard (kunnen) gaan zijn flauwte, kramp, hoofdpijn, misselijkheid en verwarring. Door ruim van te voren af te reizen naar een warm gebied kan het lichaam zich aanpassen aan de warme omstandigheden en ben je beter voorbereid op het leveren van een topprestatie in de hitte.

Wanneer 2-3% van het lichaamsgewicht tijdens een wedstrijd kwijt is geraakt, neemt het prestatievermogen al aanzienlijk af. Het is dus belangrijk tijdens de wedstrijd voldoende te drinken – het liefst nog een sportdrank waar ook natrium en chloor in zit, zodat dit aangevuld kan worden. Zie ook hoofdstuk 3.

2.7.1 Aanpassen aan de warmte

Wanneer renners die uitsluitend in een koele omgeving hebben getraind, plotseling een wedstrijd onder warme omstandigheden moeten rijden, ervaren zij een aanzienlijke daling in hun prestatievermogen. Na 7-10 dagen training in een warme omgeving normaliseert het prestatievermogen: er heeft warmteacclimatisatie plaatsgevonden. Het is dus belangrijk om goed voorbereid en geacclimatiseerd te zijn wanneer er een belangrijke wedstrijd in de warmte moet worden gereden. De belangrijkste aanpassingen in het lichaam tijdens en na acclimatisatie zijn een verlaging in hartfrequentie, zoutconcentratie in het zweet, en lichaamstemperatuur tijdens inspanning, terwijl de zweethoeveelheid tijdens inspanning toeneemt. Bovendien neemt de lactaatconcentratie in het bloed en de spier af tijdens inspanning (Beneke e.a., 1989). De beste manier om aan de warmte te wennen, is tien dagen lang dagelijks 2-4 uur in de warmte te trainen. De warmteacclimatisatie blijft ongeveer 14 dagen behouden en neemt daarna langzaam af. De warmteacclimatisatie blijft behouden wanneer er ten minste eens per 2 weken in de warmte wordt getraind (Beneke e.a., 1989).

2.7.2 Kinderen en jongeren

Kinderen en jongeren moeten helemaal goed opletten tijdens wedstrijden en trainingen in de hitte. Vanwege hun grotere lichaamsoppervlak ten opzichte van hun lichaamsgewicht raken ze in koud weer sneller warmte kwijt en nemen ze bij hoge omgevingstemperaturen eerder warmte op uit de omgeving. Bovendien hebben kinderen een kleiner bloedvolume dan volwassenen, waardoor het verlies van een zelfde hoeveelheid vocht (zweet) een groter effect heeft op de circulatie. Daarnaast functioneren de zweetklieren bij kinderen nog niet zo goed als bij volwassenen: per klier is de zweethoeveelheid per tijdseenheid lager (Falk, 1998).

2.7.3   Luchtvervuiling en prestatie

Onderzoek wijst uit dat een verhoogde ozonconcentratie in de ingeademde lucht negatieve effecten heeft op de longfunctie van sporters en gezonde proefpersonen (Folinsbee e.a., 1977; Gibbons en Adams, 1984; Linder e.a., 1987). Dit negatieve effect is zelfs al te vinden bij lage ozonconcentraties. Verder laat onderzoek zien dat warmte (bovenop luchtvervuiling) een extra negatief effect heeft op het prestatievermogen. Maar er zijn veel verschillen tussen sporters: de een heeft er meer last van dan de ander. Sporters die last hebben van inspanningsastma hebben bijvoorbeeld geen extra last van ozonconcentraties in de lucht (Fernandes e.a., 1994; Weymer e.a., 1994). Sporters die in een luchtvervuilde omgeving wonen en leven hebben vaak minder last van luchtvervuiling dan mensen uit een landelijk gebied, waarschijnlijk omdat ze gewend zijn aan de luchtvervuiling.

Maatregelen

Gebleken is dat het innemen van antioxidanten (bv. vitamine E, vitamine C, bètacaroteen) een afname geeft in de negatieve effecten van luchtvervuiling (Grievink e.a., 1998). Bovendien moeten sporters zo veel mogelijk in koele vertrekken verblijven voor de start van de wedstrijd. Wanneer de lichaamstemperatuur al verhoogd is voor de wedstrijd van start gaat, kan dit het prestatievermogen nadelig beïnvloeden. Voor de regulatie van de lichaamstemperatuur is het van belang om kleding te dragen die de warmteafgifte door zweten zo weinig mogelijk belemmert.

2.8   BESLUIT

Het is voor een wielrenner van belang om een seizoen rustig op te bouwen. Dit kan het beste gebeuren door van te voren doelen te stellen en twee wedstrijdperioden uit te kiezen waarin optimaal gepresteerd moet worden. Krachttraining kan voor duursporters tijdens de voorbereidingperiode een aanvulling vormen op de fietstraining. Voor een wielrenner is luisteren naar het lichaam belangrijk, evenals voldoende rust. Het bijhouden van een trainingslogboek kan hierbij nuttig zijn. Probeer de trainingsvooruitgang regelmatig te evalueren en stel het trainingsschema regelmatig bij.

Het is enorm belangrijk om tijdens wedstrijden op een hoge trapfrequentie te kunnen rijden omdat dan zuiniger met de energie wordt omgegaan. Dit kan worden aangeleerd door te trainen op de weg, de baan of de hometrainer.

Traditionele hoogtetraining werkt niet om de prestatie te verbeteren. Hoog leven (2500 meter) en laag trainen (onder 1000 meter) is de meest effectieve manier om het prestatievermogen te verbeteren. Bedenk daarbij dat niet iedereen reageert op hoogte.

Luchtvervuiling heeft een negatief effect op het prestatievermogen en de longfunctie bij jonge sporters; hoge omgevingstemperaturen versterken dit effect. Negatieve effecten kunnen voor een deel worden bestreden door tijdig in een warme omgeving te trainen (warmteacclimatisatie) en antioxidanten te nemen.

Referenties

Banister, E.W., Morton, R.H., Fitz-Clarke, J. (1992). Dose/response effects of exercise modeled from training: Physical and biochemical measures. Ann Physiol Anthropol, 11, 345-356.

Bastiaans, J.J., van Diemen, A.B., Veneberg, T., Jeukendrup, A.E. (2001). The effects of replacing a portion of endurance training by explosive strength training on performance in trained cyclists. Eur J Appl Physiol, 86, 79-84.

Beneke, M., Beneke, G., Noakes, T., Reynolds, M. (1989). Lore of cycling. Cape Town: Oxford University Press.

Berger, B.G., Motl, R.W., Butki, B.D., Martin, D.T., Wilkinson, J.G., Owen, D.R. (1999). Mood and cycling performance in response to three weeks of high-intensity, short-duration overtraining, and a two-week taper. Sport Psychologist, 13, 444-457.

Bernhardt, D.T., Gomez, J., Johnson, M.D., Martin, T.J., Rowland, T.W., Small, E., LeBlanc, C., Malina, R., Krein, C., Young, J.C., Reed, F.E., Anderson, S.J., Anderson, S.J., Griesemer, B.A., Bar-Or, O. (2001). Strength training by children and adolescents. Pediatrics, 107, 1470-1472.

Borg, G.A. (1982). Psychophysical bases of perceived exertion. Med Sci Sports Exerc, 14, 377-381.

Brisswalter, J., Hausswirth, C., Smith, D., Vercruyssen, F., Vallier, J.M. (2000). Energetically optimal cadence vs. freely-chosen cadence during cycling: Effect of exercise duration. Int J Sports Med, 21, 60-64.

Faigenbaum, A.D., Westcott, W.L. (2005). Youth strength training. Monterey, CA: Healthy Learning Books Video's.

Faigenbaum, A.D., Westcott, W.L., Loud, R.L., Long, C. (1999). The effects of different resistance training protocols on muscular strength and endurance development in children. Pediatrics, 104, e5.

Falk, B. (1998). Effects of thermal stress during rest and exercise in the paediatric population. Sports Medicine, 25, 221-240.

Fernandes, A.L., Molfino, N.A., McClean, P.A., Silverman, F., Tarlo, S., Raizenne, M., Slutsky, A.S., Zamel, N. (1994). The effect of pre-exposure to 0.12 ppm of ozone on exercise-induced asthma. Chest, 106, 1077-1082.

Folinsbee, L.J., Silverman, F., Shepard, R.J. (1977). Decrease of maximum work performance following ozone exposure. J Appl Physiol, 42, 531-536.

Gibbons, S.I., Adams, W.C. (1984). Combined effects of ozone exposure and ambient heat on exercising females. J Appl Physiol, 57, 450-456.

Grievink, L., Jansen, S.M., van 't Veer, P., Brunekreef, B. (1998). Acute effects of ozone on pulmonary function of cyclists receiving antioxidant supplements. Occup Environ Med, 55, 13-17.

Guy, J.A., Micheli, L.J. (2001). Strength training for children and adolescents. J Am Acad Orthop Surg, 9, 29-36.

Hawley, J.A., Burke, L.M. (1998). Peak performance. Training and nutritional strategies for sport. Sydney: Allen & Unwin.

Hickson, R.C., Dvorak, B.A., Gorostiaga, E.M., Kurowski, T.T., Foster, C. (1988). Potential for strength and endurance training to amplify endurance performance. J Appl Physiol, 65, 2285-2290.

Holloszy, J.O., Coyle, E.F. (1984). Adaptations of skeletal muscle to endurance exercise and their metabolic consequences. J Appl Physiol, 56, 831-838.

Houmard, J.A., Johns, R.A. (1994). Effects of taper on swim performance. Practical implications. Sports Medicine, 17, 224-232.

Kantebeen, M., Takken, T., Louman, R. (2005). Krachttraining voor wielrenners. Deel 1. Wielerrevue Nationaal, 34, 12.

Karvonen, M. J., Kentala, E., Mustala, O. (1957). The effects of training on heart rate; a longitudinal study. Ann Med Exp Biol Fenn, 35, 307-315.

Kuipers, H., van Breda, E. (2003). Overtraining. In M. Hargreaves J. A. Hawley (Eds.), Physiological bases of sports performance. Sydney: Mc Graw-Hill.

Leveritt, M., Abernethy, P.J., Barry, B.K., Logan, P.A. (1999). Concurrent strength and endurance training. A review. Sports Medicine, 28, 413-427.

Levine, B.D. (2002). Intermittent hypoxic training: Fact and fancy. High Alt Med Biol, 3, 177-193.

Levine, B.D., Stray-Gundersen, J. (1992). A practical approach to altitude training: where to live and train for optimal performance enhancement. International Journal of Sports Medicine, 13 Suppl 1, S209-212.

Linder, J., Herren, D., Monn, C., Wanner, H.U. (1987). [Effect of ozone on physical performance capacity]. Soz Praventivmed, 32, 251-252.

Louman, R., Kantebeen, M., Takken, T. (2005). Krachttraining voor wielrenners. Deel 2. Wielerrevue Nationaal, 12.

Lucia, A., Hoyos, J., Chicharro, J.L. (2001). Preferred pedalling cadence in professional cycling. Medicine and Science in Sports and Exercise, 33, 1361-1366.

Lucia, A., Hoyos, J., Perez, M., Chicharro, J.L. (2000). Heart rate and performance parameters in elite cyclists: A longitudinal study. Medicine and Science in Sports and Exercise, 32, 1777-1782.

Lucia, A., San Juan, A.F., Montilla, M., CaNete, S., Santalla, A., Earnest, C., Perez, M. (2004). In professional road cyclists, low pedaling cadences are less efficient. Medicine and Science in Sports and Exercise, 36, 1048-1054.

Marlin, D., Nankervis, K. (2002). Equine exercise physiology. Oxford, U.K.: Blackwell Science Ltd.

Meeusen, R., Piacentini, M. F., Busschaert, B., Buyse, L., De Schutter, G., Stray-Gundersen, J. (2004). Hormonal responses in athletes: the use of a two bout exercise protocol to detect subtle differences in (over)training status. Eur J Appl Physiol, 91, 140-146.

Meeuwsen, T., Hendriksen, I.J., Holewijn, M. (2001). Training-induced increases in sea-level performance are enhanced by acute intermittent hypobaric hypoxia. Eur J Appl Physiol, 84, 283-290.

Millet, G.P., Tronche, C., Fuster, N., Candau, R. (2002). Level ground and uphill cycling efficiency in seated and standing positions. Medicine and Science in Sports and Exercise, 34, 1645-1652.

Monedero, J., Donne, B. (2000). Effect of recovery interventions on lactate removal and subsequent performance. International Journal of Sports Medicine, 21, 593-597.

Morris, D. (2003). Performance cycling: Training for power, endurance, and speed: International Marine/Ragged Mountain Press.

Neary, J.P., Martin, T.P., Quinney, H.A. (2003). Effects of taper on endurance cycling capacity and single muscle fiber properties. Medicine and Science in Sports and Exercise, 35, 1875-1881.

Rietjens, G.J. (2002). Preparing for the Olympic Games. Training adaptation in endurance sports. Maastricht: Universitaire Pers Maastricht.

Rietjens, G.J., Kuipers, H., Hartgens, F., Keizer, H.A. (2002). Red blood cell profile of elite olympic distance triathletes. A three-year follow-up. International Journal of Sports Medicine, 23, 391-396.

Rodriguez, L.P., Lopez-Rego, J., Calbet, J.A., Valero, R., Varela, E., Ponce, J. (2002). Effects of training status on fibers of the musculus vastus lateralis in professional road cyclists. Am J Phys Med Rehabil, 81, 651-660.

Shepley, B., MacDougall, J.D., Cipriano, N., Sutton, J.R., Tarnopolsky, M.A., Coates, G. (1992). Physiological effects of tapering in highly trained athletes. J Appl Physiol, 72, 706-711.

Sjogaard, G. (1984). Muscle morphology and metabolic potential in elite road cyclists during a season. International Journal of Sports Medicine, 5, 250-254.

Sparrow, W.A. (2000). Energetics of human locomotion. Champaign Ill, USA.: Human Kinetics.

Stromme, S.B., Ingjer, F., Meen, H.D. (1977). Assessment of maximal aerobic power in specifically trained athletes. J Appl Physiol, 42, 833-837.

Takken, T., Kantebeen, M., Louman, R. (2005). Krachttraining periodisering. Wielerrevue Nationaal, 11.

Vehrs, P. R. (2005). Strength training in children and teens: Dispelling misconceptions – part I and II. ACSM's Health Fitness Journal, 9, 8-18.

Wald, F.D.M., Mellenbergh, G.J. (1990). De verkorte versie van de Nederlandse vertaling van de profile of moods states (POMS). Nederlands Tijdschrift voor Psychologie, 45, 86-90.

Weston, A.R., Myburgh, K.H., Lindsay, F.H., Dennis, S.C., Noakes, T.D., Hawley, J.A. (1997). Skeletal muscle buffering capacity and endurance performance after high-intensity interval training by well-trained cyclists. European Journal Of Applied Physiology And Occupational Physiology, 75, 7-13.

Weymer, A.R., Gong, H. Jr., Lyness, A., Linn, W.S. (1994). Pre-exposure to ozone does not enhance or produce exercise-induced asthma. Am J Respir Crit Care Med, 149, 1413-1419.

Bijlage: Profile of Mood States (verkorte versie)

BELEVING VAN UW HUIDIGE SITUATIE

Op deze bladzijde vindt u een lijst met woorden. Deze woorden beschrijven gevoels-toestanden. Het is de bedoeling dat u aangeeft in welke mate de betekenis van het woord past bij uw gemoedstoestand <u>op dit moment</u>.

Bijvoorbeeld: 'prettig'   0   1   2   3   ④

Als het woord *absoluut niet* bij uw gevoel past, dus als u zich helemaal niet prettig voelt, dan omcirkelt u het cijfer 0.
Als het woord *een beetje* bij uw gevoel past, dus als u zich weinig prettig voelt, dan omcirkelt u het cijfer 1.
Als het woord *middelmatig* bij uw gevoel past, dus als u zich prettig voelt, dan omcirkelt u het cijfer 2.
Als het woord *goed* bij uw gevoel past, dus als u zich erg prettig voelt, dan omcirkelt u het cijfer 3.
Als het woord *heel goed* bij uw gevoel past, dus als u zich bijzonder prettig voelt, dan omcirkelt u het cijfer 4.

Het gaat er dus om hoe u zich op het moment voelt.
Denk niet te lang na over uw antwoord. Het gaat om uw eerste indruk. Er bestaan geen foute antwoorden. Elk antwoord is goed, als het uw eigen stemming weergeeft. Sla geen woorden over.

De omschrijving past bij mijn gevoel van dit moment.

0 = absoluut niet	1 = een beetje	2 = middelmatig	3 = goed	4 = heel goed

1	neerslachtig	0 - 1 - 2 - 3 - 4	17	slecht humeur	0 - 1 - 2 - 3 - 4
2	uitgeput	0 - 1 - 2 - 3 - 4	18	actief	0 - 1 - 2 - 3 - 4
3	zenuwachtig	0 - 1 - 2 - 3 - 4	19	hulpeloos	0 - 1 - 2 - 3 - 4
4	geërgerd	0 - 1 - 2 - 3 - 4	20	helder	0 - 1 - 2 - 3 - 4
5	paniekerig	0 - 1 - 2 - 3 - 4	21	droevig	0 - 1 - 2 - 3 - 4
6	opstandig	0 - 1 - 2 - 3 - 4	22	vermoeid	0 - 1 - 2 - 3 - 4
7	levendig	0 - 1 - 2 - 3 - 4	23	gespannen	0 - 1 - 2 - 3 - 4
8	eenzaam	0 - 1 - 2 - 3 - 4	24	ongelukkig	0 - 1 - 2 - 3 - 4
9	woedend	0 - 1 - 2 - 3 - 4	25	lusteloos	0 - 1 - 2 - 3 - 4
10	vol energie	0 - 1 - 2 - 3 - 4	26	rusteloos	0 - 1 - 2 - 3 - 4
11	onwaardig	0 - 1 - 2 - 3 - 4	27	knorrig	0 - 1 - 2 - 3 - 4
12	doodop	0 - 1 - 2 - 3 - 4	28	opgeruimd	0 - 1 - 2 - 3 - 4
13	angstig	0 - 1 - 2 - 3 - 4	29	droefgeestig	0 - 1 - 2 - 3 - 4
14	kwaad	0 - 1 - 2 - 3 - 4	30	afgemat	0 - 1 - 2 - 3 - 4
15	onzeker	0 - 1 - 2 - 3 - 4	31	wanhopig	0 - 1 - 2 - 3 - 4
16	mopperig	0 - 1 - 2 - 3 - 4	32	einde kracht	0 - 1 - 2 - 3 - 4

Wald en Mellenbergh, 1990

Berekening subschalen:
- Spanning: items 3, 5, 13, 15, 23, 26.
- Depressie: items 1, 8, 11, 19, 21, 24, 29, 31
- Boosheid: items 4, 6, 9, 14, 16, 17, 27
- Kracht: items 7, 10, 18, 20, 28
- Vermoeidheid: items 2, 12, 22, 25, 30, 32

3   Voeding voor fietsers

INLEIDING

In dit hoofdstuk gaan we na wat de rol is van vet, eiwitten en koolhydraten voor het prestatieniveau en welke voedingsstrategieën voor, tijdens en na het fietsen gevolgd moeten worden. Hoe kan een renner de hoeveelheid glycogeen in de spieren extra laten toenemen, en welk effect heeft creatine? Over de mogelijke bijwerkingen van creatine bestaat nog veel onduidelijkheid, maar in diverse studies bij sporters die het langdurig gebruiken zijn (nog) geen nadelige gevolgen geconstateerd.

3.1   ENERGIEBALANS

Ons lichaam heeft drie soorten brandstof ter beschikking om energie vrij te maken voor het samentrekken van de spieren: eiwitten, vetten en koolhydraten. Voor alle duursporten, dus ook wielrennen, zijn vetten en koolhydraten de belangrijkste energievoorraden. Eiwitten worden alleen gebruikt als brandstof wanneer er een tekort is aan koolhydraten. De eiwitten worden afgebroken tot ketonlichamen; deze kunnen weer door de hersenen gebruikt worden als surrogaat-energiebron voor koolhydraten.

De energiebalans is het evenwicht tussen energie-inname door voedingsmiddelen, en energiegebruik door rustmetabolisme, lichamelijke activiteit en spijsvertering. Bij een evenwichtige energiebalans zijn gebruik en inname van energie gelijk en blijft ook het lichaamsgewicht hetzelfde. Een negatieve energiebalans leidt tot gewichtsverlies. De meest effectieve manier om snel gewicht te verliezen is energie-innamereductie ('lijnen') in combinatie met bewegen. De energie-inname hangt echter af van de samenstelling van het voedsel: 1 g vet heeft meer dan de dubbele voedingswaarde (energie-inhoud) dan 1 g koolhydraat of eiwit (zie tabel 3.1). Bovendien laten deze getallen zien dat er veel arbeid moet worden verricht – dus veel calorieën moeten verbranden – om 1 kg vet kwijt te raken. Gedurende een gemiddelde etappe in de Tour de France gebruikt een wielrenner tussen de 5000 en 6000 kilocalorieën (Saris e.a., 1989b), maar dat is theoretisch nog niet eens genoeg om 1 kg vet te verbranden.

Tabel 3.1   De voedingswaarde van macronutriënten

voedingsmiddel	energetische waarde
1 gram koolhydraat	17 kJ (= 4 kcal)
1 gram eiwit	17 kJ (= 4 kcal)
1 gram vet	37 kJ (= 9 kcal)

De vetvoorraad bij de mens is groot; zelfs zeer goed afgetrainde atleten bezitten genoeg lichaamsvet voor enkele dagen duurarbeid. Koolhydraten worden in het lichaam opgeslagen als glycogeen in de lever en in de spieren. In vergelijking met vetten kan er maar een kleine hoeveelheid koolhydraten worden opgeslagen in het lichaam, slechts zo'n 500 g. Deze hoeveelheid is net genoeg om ongeveer één tot enkele uren te fietsen, afhankelijk van de intensiteit.

Tijdens intensief sporten zijn koolhydraten de belangrijkste energiebron. Bij een intensieve inspanning is de voorraad koolhydraten redelijk snel uitgeput. Met name de glycogeenconcentratie in de spier heeft een sterke relatie met de prestatie tijdens een intensieve duurinspanning (Bergstrom e.a., 1967) (zie figuur 3.1). Het is dan ook van cruciaal belang om met een zo groot mogelijke voorraad glycogeen aan de start van een wedstrijd te verschijnen en tijdens inspanning koolhydraten in te nemen, zodat men langer kan volhouden.

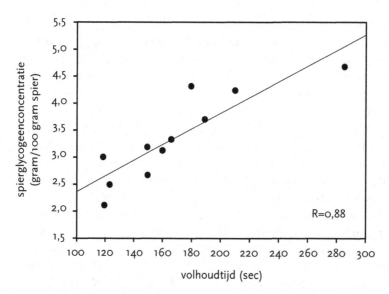

Figuur 3.1. De relatie tussen de spierglycogeenconcentratie en de volhoudtijd tijdens fietsen (in minuten). (Bergstrom e.a., 1967.)

3.2 VOOR DE INSPANNING

Voor een optimaal trainingseffect of een optimale wedstrijdprestatie is het natuurlijk van belang om de beperkte koolhydraatvoorraad in het lichaam zo groot mogelijk te maken. Hierop zal in het tweede deel van dit hoofdstuk worden ingegaan.

Een uur voor de wedstrijd of voor een training is het belangrijk om goed op te letten wat er gegeten wordt. Vet- en eiwitrijk voedsel ligt nogal zwaar op de maag, omdat het moeilijk verteerd wordt. Hetzelfde geldt voor 'gassig' voedsel als paprika's, uien en peulvruchten (bonen). Zou de renner vlak voor een wedstrijd zoiets extreems als een speklap met bruine bonen eten, dan heeft hij een grote kans om tijdens de zware inspanning last van maag en darmen te krijgen. Hij kan het beste wat licht voedsel nemen of een sportdrank die niet al te zwaar op de maag ligt.

Er moet wel opgepast worden met drankjes (frisdranken) die alleen enkelvoudige koolhydraten zoals sucrose en dextrose bevatten. Deze suikers worden snel opgenomen in het bloed; daardoor ontstaat een snelle aanmaak van insuline en daalt de hoeveelheid glucose in het bloed juist weer. Zo kan een renner met een dip in de bloedglucosespiegel aan de start staan, en dat is niet de bedoeling. Het is het beste om een drankje met complexe koolhydraten zoals maltodextrinen (moutsuiker) te drinken tijdens de warming-up, omdat door de aanmaak van o.m. adrenaline het effect van koolhydraten op de insulinespiegel in het bloed dan heel klein is. Een goede en goedkope maltodextrinebron is het dieetproduct Fantomalt van Nutrica; het is bij elke thuiszorgwinkel of drogist verkrijgbaar.

Zelf sportdrank maken

Een sportdrank moet aan de volgende eigenschappen voldoen:

- hij is lekker
- hij levert 60-80 gram koolhydraten per uur
- hij bevat 40-110 mg% natrium (0,5 theelepel keukenzout per liter water) en 12-22,5 mg% kalium
- heeft een osmolaliteit van < 500 mOsmol/l, dat wil zeggen dat hij niet te zwaar op de maag ligt
- hij bevat geen andere toevoegingen zoals gas, cafeïne, alcohol, vitamines, e.d.

Voor 1 bidon (0,5 liter)
Los 30-40 gram Fantomalt op in de bidon, voeg een kwart theelepel keukenzout toe. Breng de drank op smaak met een scheutje limonadesiroop.

3.3 VOCHTINNAME TIJDENS DE INSPANNING

Tijdens het fietsen verliest een renner vocht. De hoeveelheid vocht die wordt verloren aan o.a. zweet is onder meer afhankelijk van omgevingsfactoren als zonnestraling, temperatuur, luchtvochtigheid, fietssnelheid, windkracht, kleding en getraindheid. Vochtverlies door zweet verschilt sterk per persoon: de ene renner transpireert gemakkelijker dan de andere. Daarnaast is er vochtverlies door de productie van urine en via de ademhaling. De ingeademde lucht wordt immers in de luchtwegen vochtig gemaakt en opgewarmd.

Tijdens het fietsen moet de renner het vochtverlies zo laag mogelijk houden, want door vochtverlies kan het prestatievermogen aanzienlijk dalen (figuur 3.2). Vocht is immers nodig voor de temperatuurhuishouding en het is een belangrijk bestanddeel van het bloed. Bij vochtverlies wordt het bloed dikker en stropiger. Daarnaast bevat zweet belangrijke stoffen zoals zouten die essentieel zijn voor de regulatie van de spierfunctie.

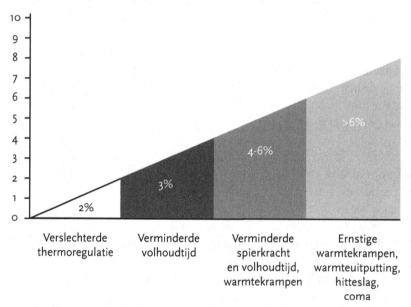

Figuur 3.2. De effecten van dehydratie op het prestatievermogen. (Burke, 2002.)

Dorst is een slechte indicator voor vochtverlies: wanneer een renner alleen drinkt op geleide van de dorst, is in veel gevallen de waterinname te laag. Daarom moet hij meer drinken dan hij normaal gesproken zou doen; in veel gevallen is het voldoende om tussen 400 en 800 ml per uur te drinken (Noakes, 2003).

Bij kortdurende inspanning (< 60 min.) kan vaak volstaan worden met een bidon met water. Duurt de inspanning echter langer, dan is er iets anders nodig. In water zitten immers weinig elektrolyten, en na inname van te veel water daalt de concentratie elektrolyten in het lichaam nog verder. Dit kan een gevaarlijke situatie opleveren: watervergiftiging of hyponatriëmie, een te lage concentratie natrium in het bloed (Noakes, 2002). Daarom is het zo belangrijk dat er een kleine hoeveelheid keukenzout (natriumchloride) aan de drank wordt toegevoegd. Bovendien bevordert zout het dorstgevoel en de opname van water uit de darmen.

Onderzoek echter wijst uit dat er een significante prestatieverbetering te zien is na het nuttigen van koolhydraatdrankjes tijdens een inspanning van hoge intensiteit die ongeveer 1 uur duurt (Below e.a., 1995; Jeukendrup e.a., 1997). Paul Below en collega's lieten zien dat de toevoeging van koolhydraten belangrijk was. Zij constateerden dat de proefpersonen beter presteerden na inname van koolhydraten opgelost in water dan na drinken van water alleen, wanneer zij 1 uur zwaar moesten fietsen op 80% van de maximale zuurstofopname (Below e.a., 1995).

Na afloop van een training of wedstrijd kunnen de vochttekorten het gemakkelijkst worden vastgesteld door het lichaamsgewicht te wegen en te vergelijken met het lichaamsgewicht van voor de wedstrijd. Het verschil in gewicht is voornamelijk het vochtverlies en men moet proberen dit vochtverlies in de periode na de wedstrijd ruimschoots aan te vullen. Een aanvulling op deze methode is om naar de kleur van de urine te kijken: wanneer deze donkerder is dan normaal moet de sporter extra drinken (Armstrong, 2000).

Omdat na de inspanning ook de glycogeenvoorraden in de spier moeten herstellen, kan men het beste een glucosedrank met een snufje zout (0,5 theelepel per liter water) innemen. Daarnaast zorgt de glucose ervoor dat het natrium uit het keukenzout sneller wordt opgenomen. Natrium op zijn beurt zorgt er weer voor dat water gemakkelijker wordt opgenomen uit de darmen.

3.4 IN DE WINTER

In de winter is het moeilijk om tijdens het sporten voldoende koolhydraten binnen te krijgen. Het is koud en de renner zweet minder. Daardoor drinkt hij automatisch ook minder en krijgt hij minder gemakkelijk de benodigde koolhydraten binnen. Toch is het belangrijk om wel te proberen tijdens lange trainingen en wedstrijden voldoende energie binnen te krijgen. Dit kan door tijdens het fietsen extra vast voedsel zoals bananen en energierepen te eten. Ook kan de energiedrank wat sterker gemaakt worden dan in de zomer. Maar meer is niet altijd beter: wanneer de drank te sterk wordt, kan de maag gaan opspelen. Het beste kan er in de winter uitgegaan worden van 1 bidon per uur (halve liter) met 60-80 g koolhydraten (maltodextrinen). De hoeveelheid schepjes energiepoeder is afhankelijk van het gebruikte merk. Kijk dus goed op de verpakking om de optimale drank samen te stellen.

Ook de temperatuur van de drank is in de winter soms een probleem. Als de temperatuur rond of onder het vriespunt komt, moet de renner proberen om de drank wat op te warmen door de bidon in zijn achterzak te houden of een thermosbidon te gebruiken. De optimale temperatuur ligt tussen de 10 en 12 °C. Is de drank koud, dan kan iedere slok eerst even in de mond vastgehouden worden. Zo wordt niet alleen de temperatuur van de drank beter voor de maag, maar door alleen al de mond te spoelen met een glucosedrank kan er een prestatieverbetering optreden. Uit recent onderzoek is gebleken dat er receptoren voor glucose in de mond zitten (Carter e.a., 2004).

Daarnaast is het ook belangrijk om tijdens de training goed te drinken. Hierdoor raakt het lichaam gewend aan de sportdrank en aan de gewoonte om regelmatig wat te drinken. Bovendien kan er, omdat de energievoorraden niet helemaal uitgeput raken, meer trainingsarbeid verzet worden. Wel is er een kans op tandbederf door de zoete sportdrankjes. De renner moet dus goed poetsen en regelmatig voor controle naar de tandarts gaan.

3.5   WEDSTRIJDDIEET

Wat is het juiste dieet voor een wedstrijd? Omdat wielrenners vaak veel wedstrijden in een korte periode rijden, is ook de juiste voeding na een wedstrijd van belang.

3.5.1   Vet of koolhydraten?

Al meer dan 65 jaar geleden toonden Deense inspanningsfysiologen aan dat wanneer proefpersonen drie tot vijf dagen lang veel koolhydraten nuttigen, het prestatievermogen hoger is dan wanneer er een heel vetrijk dieet wordt gevolgd (Christensen en Hansen, 1939). Veel sporters weten dit al lang. Wielrenners eten enorme hoeveelheden macaroni, spaghetti en andere koolhydraatrijke pasta's (Saris e.a., 1989b). Maar om het prestatievermogen nog meer te verbeteren is er een andere methode. Men kan de koolhydraatvoorraden in het lichaam uitputten door drie dagen weinig koolhydraten (en veel vetten) te eten en daarbij intensief te trainen (om de koolhydraatvoorraden in de spieren uit te putten). Daarna kan men drie dagen een koolhydraatrijke voeding nemen. Door deze aanpak neemt de koolhydraatvoorraad in de spier (glycogeen) extra toe. De renner moet dan in deze laatste drie dagen wel intensief blijven trainen, maar met een korte duur (zie paragraaf 2.1.8, Taperen). Dit wordt in de voedingswetenschappen ook wel *glycogeenladen* genoemd. Het lichaam slaat dan een extra hoeveelheid glycogeen op in de spieren. Dit glycogeen kan weer aangesproken worden voor intensieve inspanningen tijdens de wedstrijd, bijvoorbeeld in de eindsprint of om een gat dicht te rijden.

3.5.2   Voeding in de winter

Ook in de winter is het van belang om op de voeding te letten; niet alleen vetten, maar ook koolhydraten (suikers) zijn dikmakers. Veel renners komen in de winter nogal wat kilo's aan en dit zijn vaak overbodige kilo's. De laatste jaren zijn vele producten vetarm geworden, zoals diverse soorten koek. Het vet is echter vervangen door suikers en het product bevat vaak een vergelijkbare hoeveelheid calorieën. Pas dus op met deze tussendoortjes: alles wat eraan komt, moet er ook weer af.

3.5.3 Voor de inspanning: supercompensatie

In de literatuur komen verschillende protocollen naar voren om het glycogeenladen te optimaliseren. De bekendste zijn het klassieke supercompensatiemodel van Bergstrom (Bergstrom e.a., 1967) en het gematigde supercompensatiemodel van Sherman (Sherman e.a., 1981).

Volgens het klassieke model start men een week voorafgaand aan de wedstrijd met een koolhydraatarm dieet gedurende drie dagen. Op dag vier, vijf en zes wordt vervolgens koolhydraatrijke voeding genuttigd. De trainingsarbeid ligt tijdens deze zes dagen erg laag.

Het gematigde model laat de koolhydraatinname een week voor de wedstrijd stapsgewijs toenemen van 60% naar 90% van de totale energie-inname, terwijl de trainingsarbeid stapsgewijs afneemt.

In de praktijk is gebleken dat sporters zich met het klassieke model, vanwege het vetrijke voedsel en de geringe trainingsarbeid, niet prettig voelden. Het gematigde model bleek dezelfde resultaten te geven waar het ging om de glycogeenconcentraties in de spier, maar had niet de vervelende bijwerkingen.

3.5.4 Kan het nog beter?

Wanneer de sporter voor de drie dagen koolhydraatrijke voeding tien dagen een vetrijk dieet volgt, kan de vetverbranding extra worden verbeterd. Hierdoor is het lichaam beter in staat om tijdens lange duurinspanning, zoals in een klassieker of cyclosportieve tocht, vet te gebruiken als energiebron en spaart het de koolhydraten voor later in de wedstrijd. Pas wel op met vetrijke voeding: er zitten weinig vitaminen en mineralen in. Gebruik dus een goed multivitaminepreparaat. Ook kunnen er wat stemmingswisselingen zijn omdat het lichaam een tekort heeft aan koolhydraten. Dit dieet moet dus niet gevolgd worden tijdens een belangrijke trainingsperiode.

Het effect van de training is met een vetrijk dieet kleiner dan met een koolhydraatrijk dieet. Het vetrijke dieet moet dus alleen gebruikt worden wanneer de renner al goed in conditie is in de laatste twee weken voor een belangrijke wedstrijd. Men hoeft niet bang te zijn om veel kilo's aan te komen. Het dieet is vergelijkbaar met het Atkinsdieet: alleen vetten en eiwitten en geen koolhydraten. Door dit dieet zal men eerder afvallen dan aankomen.

3.5.5 Na de wedstrijd

In de eerste twee uur na inspanning is de aanmaak van spierglycogeen 7-8% van de totale lichaamshoeveelheid per uur; normaal is 5% per uur. Het GLUT-4-eiwit in de spiercelmembraan is verantwoordelijk voor het transport van glucose vanuit de bloedbaan naar de spiercel. Om dit proces tijdens inspanning te bevorderen komt het GLUT-4-eiwit aan de buitenranden van de spiercel te liggen. Direct na inspanning is dit eiwit daar nog steeds aanwezig, hetgeen insulineonafhankelijk glucosetransport over de spiercelmembraan mogelijk maakt. Om die reden verlopen de heraanmaak en -opslag van glycogeen (resynthese) tot ongeveer twee uur na inspanning het snelst. Hier moet een renner dus slim gebruik van maken. Na de wedstrijd moet hij daarom zo snel mogelijk voldoende 'snelle' koolhydraten innemen; dat zijn eenvoudige suikers die snel in het bloed worden opgenomen. Deze suikers hebben een hoge glykemische index.[1] Producten met een hoge glykemische index zijn witbrood, banaan en sportdrank.

Verzorgers moeten daarom na afloop van een wedstrijd bidons met koele sport-drank klaar hebben staan. Zo verliest een renner geen tijd om weer te herstellen. Vaak worden er meerdere wedstrijden in een weekend gereden. Aangezien de tijd tot vol-ledig herstel van de glycogeenvoorraden met de juiste voeding 20 uur is, is het van belang om meteen na de wedstrijd te beginnen met herstellen. Voor een optimaal her-stel moet een renner proberen om 1,2 g koolhydraten per kg lichaamsgewicht per uur in te nemen. Een renner van 70 kg moet dan 84 g koolhydraten naar binnen werken per uur. De eerste periode na de inspanning kunnen de koolhydraten het beste genut-tigd worden in de vorm van een sportdrank. Hiermee worden tegelijkertijd de vocht-verliezen weer aangevuld. Ook blijkt dat wanneer aan de sportdrank bepaalde eiwitten (leucine en fenylalanine) zijn toegevoegd, het herstel ook sneller gaat (Van Loon e.a., 2000a; 2000b). De nieuwe sportvoeding PeptoPro gebruikt deze methode. Deze werkt net zo goed als de 1,2 g koolhydraten per kg lichaamsgewicht, maar er is een kleinere hoeveelheid koolhydraten per uur nodig om toch een optimaal herstel te heb-ben. Dit lijkt met name een uitkomst voor sporters die niet zoveel dorst hebben na inspanning. Overigens vinden sommige sporters (eiwithoudende) sportvoeding niet lekker en nemen zij liever Cola. In 100 ml Cola (Regular) zit 10,6 g koolhydraten. Cola is dus ook een energierijke drank.

Kortom: na inspanning kan het herstel worden versneld door regelmatig – elk half uur – een hoeveelheid koolhydraten te nemen, afhankelijk van het lichaamsgewicht en eventueel in combinatie met bepaalde eiwitten. Het uiteindelijke doel is om 8 g koolhydraten per kg lichaamsgewicht in te nemen.

3.6 VOEDING TIJDENS DE TRAINING

Kortdurende inspanning (1-5 min.) met hoge intensiteit met daartussen korte rustpau-zes kan de lever- en spierglycogeenvoorraden drastisch laten afnemen in een relatief

---

[1] De glykemische index is een maat voor de stijging van de bloedsuikerspiegel door de koolhydraten in de voeding.

kort tijdsbestek (McArdle e.a., 1996). Daarom is het voor wielrenners die een intensieve intervaltraining volgen, van belang om tijdens de training koolhydraatrijke voeding tot zich te nemen met een hoge glykemische index (voedsel dus dat snel en in grote hoeveelheden in het bloed wordt opgenomen), zodat de glycogeenconcentratie in het bloed en in het lichaam niet te veel daalt. Zo kunnen zij de vermoeidheid uitstellen en harder en meer trainen, omdat ook het herstel van de glycogeenvoorraden na afloop van de training minder tijd vraagt (Coyle, 1991). Hierdoor wordt de hersteltijd korter.

Ook tijdens de *duurtrainingen* is een koolhydraatrijke voeding belangrijk. Er zijn nog wel eens renners die slechts met 1 bidon water op de fiets stappen om een lange duurtraining uit te voeren met als doel 'het lichaam te harden'. Dit is onverstandig. Aërobe inspanning met een hoge intensiteit van 1 uur kan de glycogeenconcentratie in de lever en de spieren al enorm laten afnemen. Een twee uur durende inspanning kan glycogeenvoorraden in de lever en de gebruikte spiergroepen geheel uitputten (McArdle e.a., 1996). Neemt de glycogeenhoeveelheid in het lichaam sterk af, dan zal het prestatieniveau ook dalen. Omdat de verbranding van vet niet zonder de verbranding van koolhydraten kan, zullen andere bronnen (niet koolhydraten) worden aangesproken voor de vorming van glycogeen. Dit glycogeen zal vooral gevormd worden uit spiereiwitten (Brouns, 1997) en de atleet is dus in principe zijn eigen spieren aan het verbranden. Ook voor de duurtraining is de juiste voeding van belang.

3.7 VITAMINESUPPLEMENTEN

Vitamines. Veel wielrenners denken dat hoge doseringen vitamines onontbeerlijk zijn voor een goede prestatie, maar regelmatig worden doseringen genomen van soms wel vijfmaal de dagelijkse aanbevolen hoeveelheid. Het motto 'baat het niet, dan schaadt het niet' gaat eigenlijk niet op voor vitamines. Hoge doseringen vitamines kunnen in het lichaam worden opgeslagen en op den duur zelfs schade veroorzaken. Er zijn overigens geen onderzoeken bekend die een positief effect van vitaminesuppletie laten zien. Wel is gebleken dat een tekort aan vitamines als B1 (thiamine), B2 (riboflavine) en B6 (pyridoxine) het prestatieniveau aanzienlijk kan laten dalen (Van der Beek e.a., 1994).

Onderzoek onder wielrenners tijdens bijvoorbeeld de Tour de France laat zien dat zij een enorme hoeveelheid vitamines (met name B1, B2, B3, B5, B6 en B12) innamen of via injectie kregen toegediend. Hierdoor liepen de bloedwaarden van deze vitamines enorm op (Saris e.a., 1989a).

Bij wielrenners die zware etappewedstrijden rijden en hun energie tijdens het fietsen met name halen uit sportdranken en koeken/taartjes (lege calorieën) kan de vitamine-inname iets aan de lage kant zijn. Daarom wordt bij hen de dagelijkse inname aanbevolen van een multivitaminesupplement met een lage dosering ($\leq$ 100% van de aanbevolen dagelijkse hoeveelheid).

Mineralen en sporenelementen. Onderzoek bij sporters laat zien dat bij langdurige training de bloedconcentraties van ijzer en zink dalen. Dit kan een negatief effect hebben op de zuurstoftransportcapaciteit en het immuunsysteem. Het prestatieniveau kan dalen en de vatbaarheid voor infecties en bacteriën neemt toe.

Te veel zink is echter ook weer nadelig voor het afweersysteem. Een goed gevarieerd dieet bevat al voldoende zink. Voedingsmiddelen waar zink in zit, zijn gevogelte, vlees, vis en zuivelproducten. De normale aanbevolen dagelijkse hoeveelheid zink is 10 mg voor mannen en 12 mg voor vrouwen. Sporters wordt afgeraden om zinksupplementen te nemen. Voor vegetariërs is het wel raadzaam om elke dag een zinksupplement te nemen van 10-20 mg.

Over ijzersupplementen heersen onder wielrenners veel mythen. Sommige renners gebruiken zeer hoge doseringen en sommigen krijgen ook nog ijzerinjecties. De extra hoeveelheden ijzer worden in het lichaam opgeslagen. Hierdoor blijven de bloedwaarden nog heel lang, zelfs nog jaren na beëindiging van de wielersport, extreem hoog (Deugnier e.a., 2005). Het injecteren van ijzer is de voornaamste risicofactor voor het behouden van deze hoge waarden en lijkt dus ongunstig voor de gezondheidstoestand op lange termijn (Deugnier e.a., 2005).

De aanbevolen dagelijkse hoeveelheid ijzer is voor mannen 17,5 mg en voor normaal menstruerende vrouwen 23 mg. Voor sporters wordt geadviseerd om deze hoeveelheid uit de dagelijkse voeding te halen door onder meer het nuttigen van mager rood vlees, kip en vis. De inname van megadoseringen wordt sterk afgeraden. Vegetariërs moeten wel extra op hun voeding letten om de dagelijkse hoeveelheid binnen te krijgen. Groene bladgroenten zijn een geschikte ijzerbron voor vegetariërs. Daarnaast zijn tegenwoordig ook veel ontbijtgranen en muesli verrijkt met ijzer.

Het lichaam reageert op een acute infectie met een daling van vrij ijzer in het lichaam. De inname van ijzersupplementen lijkt dan ook onverstandig tijdens een periode van infectie (zoals een bovenste-luchtweginfectie).

Andere sporenelementen zoals koper, selenium, mangaan e.d. zijn ook nodig voor een optimale werking van stofwisseling en immuunsysteem. Tekorten aan deze sporenelementen komen echter bij mensen zelden voor. Daarom is suppletie zelfs voor wielrenners niet noodzakelijk.

Het klinkt misschien ouderwets, maar een goed uitgebalanceerd dieet levert ruimschoots voldoende mineralen en sporenelementen. Extra inname van mineralen en sporenelementen door middel van preparaten, zonder medische indicatie, wordt dan ook ontraden. Goede voorlichting over gezonde voeding aan renners, ouders en/of partner is belangrijk om de voedingstoestand van een renner optimaal te houden.

3.8   SUPPLEMENTEN: CREATINEMONOHYDRAAT

Creatine is vandaag de dag ongetwijfeld een van de meest gebruikte en onderzochte voedingssupplementen in de sportwereld. Onder sporters is er veel onduidelijkheid over de werking van creatine.

Creatine is in de vorm van creatinefosfaat met name tijdens korte intensieve inspanning een belangrijke energiebron in de spiercel. Uit verschillende onderzoeken blijkt dat de inname van creatine leidt tot een toename in de hoeveelheid creatinefosfaat in de spier. Dit heeft een positief effect, zowel op een eenmalige (kortdurende) maximale inspanning als op herhaalde (kortdurende) intensieve inspanningen. Bovendien kan door een toename in de hoeveelheid vrij creatine in de spier het herstel van creatinefosfaat na afloop van een inspanning sneller verlopen. Ook deze factor heeft een positief effect op herhaalde (kortdurende) intensieve inspanningen.

Creatine is een voedingsstof (eiwit) die normaal in vlees en vis voorkomt; het is als los voedingssupplement verkrijgbaar bij o.m. drogisten en sportscholen. De inname van creatinemonohydraat (de officiële naam van het supplement) kan gemiddeld de hoeveelheid creatine in de spier met ongeveer 25% toe laten nemen, maar er zijn veel individuele verschillen (zie figuur 3.3). Sporters die een lage hoeveelheid creatine in hun spieren hebben (vooral vegetariërs), hebben het meeste baat bij het innemen van extra creatine. Bovendien kan de opname van creatine in de spier worden verbeterd door het creatine met suikers (koolhydraten) in te nemen.

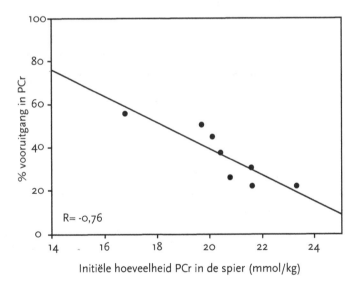

Figuur 3.3. De initiële hoeveelheid creatinefosfaat in de spier beïnvloedt het effect van creatinesuppletie. (Rawson e.a. 2003)

3.8.1   Spierkracht

De spierkracht van sporters wordt bepaald door de spiermassa en de neuromusculai-re coördinatie. Meerdere onderzoeken laten zien dat sporters die tijdens een kracht-trainingsprogramma creatine gebruiken meer en harder kunnen trainen en dus meer vooruitgang kunnen boeken dan sporters die trainen zonder creatine (Bemben en Lamont, 2005; Volek e.a., 1999). Maar creatine lijkt ook een direct effect te hebben op de spiermassa: sporters die creatine gebruiken, worden 1-3 kg zwaarder. Voor een deel gaat het hier om extra vocht dat in de spier wordt vastgehouden, maar er zijn aanwij-zingen dat er ook echt meer spiermassa wordt aangemaakt (Van Loon e.a., 2003). Dit lijkt een voordeel te zijn, maar voor wielrenners is het dat niet altijd: het extra lichaamsgewicht moet wel meegezeuld worden op de fiets. Bij wedstrijden waar er geklommen moet worden kan dit een nadeel betekenen.

3.8.2   Creatine en anaërobe inspanning

Kan creatinesuppletie ook het prestatievermogen verbeteren bij sporten waarbij binnen een korte tijd een hoog vermogen moet worden geleverd (zoals tijdens baan-wielrennen en sprinten)? Vanuit de theorie zou dit wel te verwachten zijn: vanwege de grotere hoeveelheid creatine en creatinefosfaat in de spier kan binnen een korte tijd meer energie worden vrijgemaakt. Verder kan door een hogere creatineconcentratie in de spier het herstel van de creatinefosfaathoeveelheid na de inspanning sneller ver-lopen. Diverse onderzoeken naar het effect van creatinesuppletie op het uitvoeren van herhaalde korte sprintjes ('intervallen') bij sporters laten zien dat creatine hier ook een positief effect op kan hebben (Bemben en Lamont, 2005). Zelfs al na zes dagen inna-me van creatine zijn al duidelijke effecten op de sprintprestatie zichtbaar (Van Loon e.a., 2003). Mogelijk beïnvloedt de inname van creatine in een hoge dosering (20-30 g per dag) ook de aanmaak van spierglycogeen (Van Loon e.a., 2004). Een grotere spierglycogeenvoorraad kan bij inspannende activiteiten ook weer prestatiebevorde-rend zijn (Bergstrom e.a., 1967).

De hoeveelheid creatine die een renner moet innemen is in de praktische aanbeveling terug te vinden (zie verder in dit hoofdstuk).

3.8.3   Creatine en aërobe inspanning

Er zijn diverse studies uitgevoerd naar het effect van creatine op het duurprestatie-vermogen (zoals tijdrijden) van sporters. In theorie zou creatine hier een positief effect op moeten hebben, maar onderzoeken wijzen dit niet uit (tabel 3.2). Wel is gebleken dat het sportvermogen van sporters aan het einde van een duurbelasting wel is toegenomen. Dat is een zeer belangrijke bevinding, omdat bij wielrennen de prij-zen op de meet worden verdeeld. Wanneer je nu net iets harder kunt sprinten dan je tegenstanders, kan de inname van creatine net het verschil betekenen tussen winst en verlies.

Tabel 3.2   Bewijsvoering voor het prestatiebevorderende effect van creatine (Rawson en Clarkson, 2003)

type inspanning	bewijs
intensieve kortdurende inspanning (laboratoriumtests; < 30 seconden)	overtuigend
spierkracht (indien creatine gedurende de krachttraining wordt gebruikt)	overtuigend
inspanning met wisselende intensiteit, 'intervallen')	
intensieve inspanning (laboratoriumtests; 30 seconden tot 3 minuten;	matig overtuigend
intensieve inspanning (laboratoriumtests; > 3 minuten)	niet overtuigend
intensieve inspanning (veldtests; > 3 minuten)	niet overtuigend

3.8.4   Veiligheid

In het verleden zijn er nog wel eens wat vragen gerezen over de veiligheid van creatininegebruik. Een rapport van de Franse overheid, dat overigens niet op klinische studies was gebaseerd, suggereerde enige jaren geleden een mogelijke associatie tussen creatinegebruik en kanker (Peres, 2001), maar verscheidene studies naar de langetermijngevolgen en bijwerkingen van creatine hebben – bij sporters en patiënten – geen ernstige effecten gevonden (Groeneveld e.a., 2005; Poortmans en Francaux, 2000), zelfs geen afwijkingen in nierfunctie (Poortmans en Francaux, 1999). Bijwerkingen die wel worden gevonden zijn een toename in lichaamsgewicht (1-3 kg), een toename in beenvolume ('opgeblazen benen') en een toename van de glycogeensynthese bij hoge doseringen (20 g per dag). Ook rapporteerden enkele sporters darmklachten.

Sporters moeten echter bedacht zijn op een mogelijke verontreiniging van supplementen met andere stoffen die op de dopinglijst kunnen voorkomen (Schilt e.a., 2002). Sommige fabrikanten van supplementen nemen het niet zo nauw met de regels van 'good manufacturing practice', wat gevolgen kan hebben voor een eventuele dopingcontrole. Denk maar eens aan de rol van vervuilde voedingssupplementen naar aanleiding van de positieve dopingtesten van Frank de Boer, Edgar Davids en Troy Douglas. Daarom is door NOC*NSF en het Nederlands Centrum voor Dopingvraagstukken het Nederlands Zekerheidssysteem Voedingssupplementen Topsport opgericht (NZVT). Op de website[2] is een overzicht van goedgekeurde product-batchcombinaties van supplementen te vinden.

Creatine: praktische aanbeveling

Volwassenen

Voor een volwassen sporter van 70 kg worden de volgende aanbevelingen gedaan (Terjung e.a., 2000):

- Oplaadfase (5-7 dagen): de sporter neemt 4× per dag 5 g (totaal 20 g per dag) creatine, samen met een koolhydraatrijke drank (vruchtensap).   >>

2   http://www.necedo.nl/NZVT

>> De koolhydraten (50-100 g eiwitten en koolhydraten) zorgen ervoor dat de creatine beter wordt opgenomen.

• Onderhoudsfase: na de oplaadfase kan worden volstaan met een onderhoudsdosering van 2-5 g per dag (theelepel). Een grotere inname heeft geen extra meerwaarde omdat het lichaam niet meer kan opslaan.

Jongeren
Ook onder jongeren zijn er veel vragen over creatine. Deze renners moeten geen creatine (of andere supplementen zoals vitamines en dergelijke) innemen, indien daartoe geen medische indicatie bestaat. Jonge sporters moeten ondervinden dat ze ook zonder supplementen kunnen trainen, wedstrijden kunnen rijden en op niveau kunnen presteren.

3.9   BESLUIT

Een koolhydraatrijke voeding tijdens sporten is belangrijk om het prestatieniveau op peil te houden. Probeer vet- en eiwitrijk voedsel voor een wedstrijd of training te vermijden.

Omdat er in de winter minder wordt gedronken, kan de sportdrank wat sterker gemaakt worden.

Door eerst vetrijk te eten en daarna koolhydraatrijk kan een renner de hoeveelheid glycogeen in de spieren extra laten toenemen. Een vetrijk dieet is met name prestatiebevorderend voor lange duurinspanningen. Na een wedstrijd moet meteen begonnen worden met het nuttigen van koolhydraten om de glycogeenvoorraden zo snel mogelijk te herstellen. Ook moet een renner het vochtverlies zo snel mogelijk compenseren.

De inname van creatine heeft vooral een positief effect op de sprintprestatie. Voor krachtsporters heeft de inname van creatine als voordeel dat ze meer trainingsarbeid kunnen leveren tijdens de trainingen, waardoor ze een grotere vooruitgang kunnen boeken. Bovendien zijn er aanwijzingen dat creatinesuppletie mogelijk ook directe anabole effecten heeft op de spier, waardoor de totale vetvrije massa toeneemt. Dit kan voor sommige sporters juist weer nadelig zijn, omdat het verhoogde lichaamsgewicht mee moet worden getransporteerd tijdens het sporten. Ook kunnen hoge doseringen creatine de glycogeensynthese vergroten. Over de mogelijke bijwerkingen bestaat nog veel onduidelijkheid, maar in diverse studies bij sporters die langdurig creatine gebruiken zijn (nog) geen nadelige gevolgen geconstateerd.

Referenties

Armstrong, L.E. (2000). Performing in extreme environments. Champaign, Ill.: Human Kinetics.

Below, P.R., Mora-Rodriguez, R., Gonzalez-Alonso, J., Coyle, E.F. (1995). Fluid and carbohydrate ingestion independently improve performance during 1 h of intense exercise. Medicine and Science in Sports and Exercise, 27, 200-210.

Bemben, M.G., Lamont, H.S. (2005). Creatine supplementation and exercise performance: Recent findings. Sports Med, 35, 107-125.

Bergstrom, J., Hermansen, L., Hultman, E., Saltin, B. (1967). Diet, muscle glycogen and physical performance. Acta Physiologica Scandinavica, 71, 140-150.

Brouns, F. (1997). Voer voor fietsers. Geneeskunde en Sport, 30, 43-47.

Burke, E.R. (2002). Fuelling for training and competition. In E. R. Burke (Ed.), Serious cycling (2nd ed., pp. 123-149). Champaign, Ill: Human Kinetics.

Carter, J.M., Jeukendrup, A.E., Jones, D.A. (2004). The effect of carbohydrate mouth rinse on 1-h cycle time trial performance. Medicine and Science in Sports and Exercise, 36, 2107-2111.

Christensen, E.H., Hansen, O. (1939). Arbeitsfähigkeit und Ernahrung. Scandinavisches Archives fuer Physiologie, 81, 160-171.

Coyle, E.F. (1991). Timing and method of increased carbohydrate intake to cope with heavy training, competition and recovery. J Sports Sci, 9 Spec No, 29-51; discussion 51-22.

Deugnier, Y., Perrin, M., Lainé, F., Trégaro, M., Carré, F., Le Guellec, M., Morcet, J., Chaperon, J. (2005). Mortalité et stock en fer chez 514 anciens coureurs cyclistes de haut niveau Science Sports, 20, 202-204.

Groeneveld, G.J., Beijer, C., Veldink, J.H., Kalmijn, S., Wokke, J.H., van den Berg, L.H. (2005). Few adverse effects of long-term creatine supplementation in a placebo-controlled trial. Int J Sports Med, 26, 307-313.

Jeukendrup, A., Brouns, F., Wagenmakers, A.J., Saris, W.H. (1997). Carbohydrate-electrolyte feedings improve 1 h time trial cycling performance. Int J Sports Med, 18, 125-129.

McArdle, W.D., Katch, F.I., Katch, V.L. (1996). Exercise physiology, energy, nutrition, and human performance. Fourth edition.. Baltimore: Williams Wilkins.

Noakes, T. (2002). Hyponatremia in distance runners: Fluid and sodium balance during exercise. Curr Sports Med Rep, 1, 197-207.

Noakes, T.D. (2003). Overconsumption of fluids by athletes. BMJ, 327, 113-114.

Peres, G. (2001). Opinion of the french agency for food safety and report on the assessment of the risks of creatine on the consumer and of the veracity of the claims relating to sports performance and the increase of muscle mass. Maisons-Alfort Cedex: Agence Française de Sécurité Sanitaire des Aliments.

Poortmans, J.R., Francaux, M. (1999). Long-term oral creatine supplementation does not impair renal function in healthy athletes. Medicine and Science in Sports and Exercise, 31, 1108-1110.

Poortmans, J.R., Francaux, M. (2000). Adverse effects of creatine supplementation: Fact or fiction? Sports Med, 30, 155-170.

Rawson, E.S., Clarkson, P.M. (2003). Scientifically debatable: Is creatine worth its weight? Gatorade Sport Science Institute. Sports Science Exchange 91, 16.

Saris, W.H., Schrijver, J., van Erp Baart, M.A., Brouns, F. (1989a). Adequacy of vitamin supply under maximal sustained workloads: The tour de france. Int J Vitam Nutr Res Suppl, 30, 205-212.

Saris, W.H., van Erp-Baart, M.A., Brouns, F., Westerterp, K.R., ten Hoor, F. (1989b). Study on food intake and energy expenditure during extreme sustained exercise: The tour de france. Int J Sports Med, 10 Suppl 1, S26-31.

Schilt, R., van der Vlis, E., Vaes, W., Sterk, S., van Ginkel, L. (2002). Onderzoek naar het voorkomen van dopinggeduide stoffen in voedingssupplementen in de aanloop naar de Olympische Winterspelen in Salt Lake City. Zeist: TNO Voeding/RIVM.

Sherman, W.M., Costill, D.L., Fink, W.J., Miller, J.M. (1981). Effect of exercise-diet manipulation on muscle glycogen and its subsequent utilization during performance. International Journal of Sports Medicine, 2, 114-118.

Terjung, R.L., Clarkson, P., Eichner, E.R., Greenhaff, P.L., Hespel, P.J., Israel, R.G., Kraemer, W.J., Meyer, R.A., Spriet, L.L., Tarnopolsky, M.A., Wagenmakers, A.J., Williams, M.H. (2000). American College of Sports Medicine Roundtable. The physiological and health effects of oral creatine supplementation. Medicine and Science in Sports and Exercise, 32, 706-717.

van der Beek, E.J., van Dokkum, W., Wedel, M., Schrijver, J., van den Berg, H. (1994). Thiamin, riboflavin and vitamin b6: Impact of restricted intake on physical performance in man. J Am Coll Nutr, 13, 629-640.

van Loon, L.J., Murphy, R., Oosterlaar, A.M., Cameron-Smith, D., Hargreaves, M., Wagenmakers, A.J., Snow, R. (2004). Creatine supplementation increases glycogen storage but not glut-4 expression in human skeletal muscle. Clin Sci (Lond), 106, 99-106.

van Loon, L.J., Oosterlaar, A.M., Hartgens, F., Hesselink, M.K., Snow, R.J., Wagenmakers, A.J. (2003). Effects of creatine loading and prolonged creatine supplementation on body composition, fuel selection, sprint and endurance performance in humans. Clin Sci (Lond), 104, 153-162.

van Loon, L.J., Saris, W.H., Kruijshoop, M., Wagenmakers, A.J. (2000a). Maximizing postexercise muscle glycogen synthesis: Carbohydrate supplementation and the application of amino acid or protein hydrolysate mixtures. American Journal of Clinical Nutrition, 72, 106-111.

van Loon, L.J., Saris, W.H., Verhagen, H., Wagenmakers, A.J. (2000b). Plasma insulin responses after ingestion of different amino acid or protein mixtures with carbohydrate. American Journal of Clinical Nutrition, 72, 96-105.

Volek, J.S., Duncan, N.D., Mazzetti, S.A., Staron, R.S., Putukian, M., Gomez, A.L., Pearson, D.R., Fink, W.J., Kraemer, W.J. (1999). Performance and muscle fiber adaptations to creatine supplementation and heavy resistance training. Medicine and Science in Sports and Exercise, 31, 1147-1156.

4 Disciplines en categorieën

INLEIDING

Wielrennen bestaat uit verschillende disciplines en wordt op verschillende niveaus uitgeoefend door zowel mannen als vrouwen. In dit hoofdstuk zal specifiek worden ingegaan op een aantal disciplines binnen het wielrennen: baanwielrennen, wegwielrennen, mountainbiken en veldrijden. Daarnaast zullen de volgende doelgroepen de revue passeren: vrouwen, jeugd en jongeren, masters, en aangepaste sporters. Verder zullen we stilstaan bij de lichamelijke belasting van etappewedstrijden waarbij de Tour de France als voorbeeld zal dienen.

4.1 BAANWIELRENNEN

In hoofdstuk 1 is een korte inleiding gegeven in het kortdurende (maximale) inspanningsvermogen. Kort samengevat kan men stellen dat hoe korter de inspanning duurt, hoe groter het belang van het anaërobe inspanningsvermogen wordt. Een inspanning waarbij het anaërobe inspanningsvermogen enorm van belang is, is het baanwielrennen. Het valt op dat baanwielrenners een enorm goed ontwikkeld anaëroob inspanningsvermogen bezitten. Uit onderzoek blijkt dat zij van alle onderzochte sporters het beste in staat waren om een 60 seconden durende sprint uit te voeren. Toch is het lastig om alle baanwielrenners over één kam te scheren, omdat het baanwielrennen uit zo veel verschillende disciplines bestaat. Denk maar eens aan de verschillen tussen de 200 meter sprint, de Olympische sprint, de kilometertijdrit, de individuele achtervolging en als ultieme uitdaging het werelduurrecord. Deze onderdelen verschillen zo veel van elkaar in energieverbruik (zie tabel 4.1) dat er voor elk onderdeel apart moet worden getraind voor een optimale prestatie (Craig en Norton, 2001).

Maar niet alleen het anaërobe inspanningsvermogen is belangrijk voor baanwielrenners. Ook het aërobe vermogen is van groot belang, omdat dit maximaal wordt aangesproken tijdens de wedstrijden. Het wekt dan ook geen verbazing dat bijvoorbeeld de Australische baanploeg nog zo'n 30000 tot 35000 km op de weg rijdt. Succesvolle baanwielrenners bezitten ook een laag vetpercentage. Vetmassa heeft een driedubbel negatief effect op de prestatie omdat het de acceleratie bemoeilijkt, de rolweerstand verhoogt en de luchtweerstand van de renner vergroot.

Tabel 4.1   De geschatte bijdrage van de drie energiesystemen bij verschillende wedstrijdonderdelen op de baan
(Craig en Norton, 2001)

onderdeel	ATP en creatinefosfaat	anaërobe glycolyse	aërobe verbranding
200 m sprint mannen	40%	55%	5%
200 m sprint dames	40%	55%	5%
1e positie Olympische sprint	40%	55%	5%
2e positie Olympische sprint	30%	60%	10%
3e positie Olympische sprint	20%	40%	40%
1 km-tijdrit mannen	10%	40%	50%
500 m-tijdrit vrouwen	20%	45%	35%
achtervolging mannen (4 km)	1%	14%	85%
achtervolging vrouwen (3 km)	1%	24%	75%
ploegenachtervolging mannen (4 km)	1%	24%	75%
werelduurrecord mannen en vrouwen	1%	4%	95%

4.1.1   Pacing

De verschillen in afstand van de diverse wedstrijdonderdelen en de verschillende bijdragen van de drie energiesystemen brengen met zich mee dat een renner voor elke afstand een andere pacingstrategie (wedstrijdindeling) moet maken. Hierbij kan gedacht worden aan relatief rustig vertrekken en hard eindigen, of – soms voordeliger – snel starten en langzaam eindigen. Het indelen van de wedstrijd is vooral belangrijk op de tijdrit en achtervolgingsonderdelen.

Onderzoek met behulp van computersimulaties laat zien dat de snelste eindtijd op de kilometertijdrit wordt gereden met een heel snelle start, waarbij na de start een all-out strategie wordt toegepast (maximale inspanning), waarna langzaam de snelheid afneemt vanwege de vermoeidheid, zodat er met een relatief lage snelheid gefinisht wordt. Onderzoek laat zien dat de tijd op de eerste ronde een goede voorspeller is van de eindtijd op de kilometertijdrit (De Koning e.a., 1999).

De 3 en 4 kilometer-achtervolging is een ander verhaal. De optimale strategie is daar anders. Uit tabel 4.1 kan worden gedestilleerd dat de verhoudingen, door de langere tijdsduur in vergelijking met de kilometertijdrit, meer in de richting van het aërobe uithoudingsvermogen zijn verschoven. Wanneer met een zelfde strategie als de kilometertijdrit de 4 km-achtervolging wordt gereden, blaast de renner zichzelf helemaal op en komt hij de man met de hamer tegen. Hij zal dan ook in het tweede deel van de 4 km-tijdrit tijd gaan verliezen. Hier is dus een andere aanpak gewenst. Ook hier laten computersimulaties de optimale wedstrijdindeling zien. De snelste tijden worden gerealiseerd door weer zo snel mogelijk te vertrekken, maar na een seconde of 12 te proberen een constante snelheid aan te houden. Dit levert uiteindelijk de snelste eindtijd op.

4.1.2   Training

We zagen in hoofdstuk 1 al dat het kortdurende inspanningsvermogen door training en voeding verbeterd kan worden. Wat veel sporters en trainers zich niet realiseren is

dat door verschillen in wedstrijdindeling beter met de hoeveelheid beschikbare energie kan worden omgesprongen. Het verschil tussen goud, zilver en brons is in veel
gevallen minder dan 1%. Een optimale wedstrijdindeling kan dan ook het verschil
maken. Vanwege de verschillen tussen renners is de optimale strategie voor elke renner net even anders. Coaches en renners moeten dan ook op zoek gaan naar de optimale strategie en veel op deze strategie trainen. Met de beschikbaarheid van elektro-
nische tijdwaarneming en cranks waarmee het getrapte vermogen kan worden
gemeten (SRM-systeem, zie hoofdstuk 5) moet het mogelijk zijn om de optimale wedstrijdindeling voor de individuele sporter vast te stellen.

Kortom, baanwielrennen vereist een gedegen voorbereiding die specifiek moet
zijn toegesneden op de wedstrijdonderdelen waaraan een renner gaat deelnemen.

4.2 VELDRIJDEN

Zowel nationaal als internationaal worden er veel veldritwedstrijden verreden. Er zijn
echter weinig harde gegevens waarop richtlijnen op het gebied van specifieke trai-
ningsaspecten van het veldrijden gebaseerd kunnen worden. Zo is er maar één onderzoek geweest naar de intensiteit van de inspanning tijdens een veldrit (Hansen e.a.,
1999). Dit is niet zo verwonderlijk. De terreinomstandigheden zijn vaak verre van
optimaal om goede metingen mogelijk te maken. Modder en water bemoeilijken
immers het functioneren van meetapparatuur en de verzameling van gegevens. Bij
het mountainbiken, waar het parcours vaak droger is, zijn al veel meer onderzoeken
verricht (Gregory, 2001; Impellizzeri e.a., 2002; Stapelfeldt e.a., 2004).

4.2.1 Specifiek profiel

Voor een onderzoek dat werd uitgevoerd tijdens de nationale cyclocross-kampioenschap-
pen van Denemarken werden de fietsen van drie veldrijders voorzien van SRM-cranks,
trapstellen die het geleverde vermogen van een renner kunnen meten tijdens het fietsen.
Uit deze metingen komt een specifiek inspanningspatroon naar voren:

- Er was een grote variatie in het geleverde vermogen van de renners van 0 watt tot
  800-900 watt.
- De hoge vermogens werden vooral geleverd tijdens steile klimmetjes en wanneer
  er moest worden geaccelereerd na remmen of het nemen van een bocht.
- De perioden van continue inspanning waren relatief kort: gemiddeld tussen 5 en
  20 seconden. De intensiteit tijdens deze perioden was zeer intensief en bereikte
  meer dan 90% van de maximale zuurstofopname.
- De rustperioden tussenin zijn eveneens kort: gemiddeld tussen de 3 en 8 seconden.

Deze bevindingen schetsen een heel specifiek kenmerk van veldrijden: korte intensieve perioden worden afgewisseld met korte rustperioden. Deze rustperioden zijn te
kort om de hartfrequentie te laten dalen. De meting van de hartfrequentie tijdens een

cyclocross-wedstrijd levert daarom een redelijk stabiele waarde op met een variatie van ongeveer 10 hartslagen tussen maximum en minimum tijdens de wedstrijd (figuur 4.1a). Alleen wanneer er lange afdalingen in het parcours zitten, krijgt de hartfrequentie de tijd om echt duidelijk te dalen (figuur 4.1b).

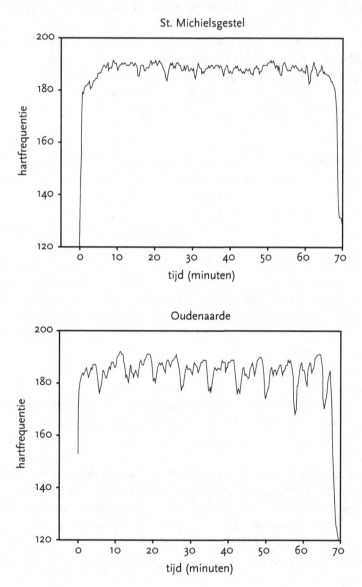

Figuur 4.1. De hartfrequentie van eenzelfde renner tijdens twee cyclocross-wedstrijden in Sint-Michielsgestel (Nederland, vlak parcours) (a) en in Oudenaarde (België, heuvelachtig parcours met een lange afdaling) (b). Met dank aan Kees van der Wereld.

Dit betekent dat de rustperioden bij veldrijden relatief kort zijn. Een renner moet immers toch op de fiets blijven zitten en bijvoorbeeld een bocht maken of een hindernis nemen. Echte rust is er niet. Wegrenners zijn vaak niet ingesteld op de frequente tempowisselingen en kunnen daarom in het algemeen alleen goed mee op snelle omlopen waar weinig tempowisselingen zijn.

4.2.2 Training

Vanwege de eerder beschreven vele intervallen is het veldrijden een apart specialisme binnen het wielrennen waar ook specifiek voor moet worden getraind. Veldrijden is bovendien veel meer dan wegwedstrijden een technische sport. Er kan een zekere parallel getrokken worden met mountainbiken, waar stuurvastheid en fietscontrole eveneens geregeld het verschil maken tussen winst en verlies. Het is dus zinvol om het trainingsadvies op te splitsen in twee aspecten: het verbeteren van de conditie en daarnaast het aanscherpen van de fietstechniek en fietscontrole, ook al komen deze twee aspecten vaak samen aan bod in de training.

4.2.3 Conditie

Eén onderzoek bij slechts drie veldrijders is te weinig om trainingsrichtlijnen op te baseren, maar het onderzoek van Hansen e.a. (1999) biedt wel bruikbare aanwijzingen. De voornaamste wedstrijdspecifieke training zal moeten bestaan uit korte intensieve perioden afgewisseld met korte rustmomenten. Gezien de duur van een veldrit – 30 minuten voor de vrouwen en 60 minuten voor de mannen – moeten deze tempowisselingen langdurig volgehouden kunnen worden. Uithoudingsvermogen speelt dus ook een belangrijke rol. Vanwege het anaërobe karakter van de sport zal een renner naast een goed ontwikkeld duuruithoudingsvermogen ook een goed ontwikkeld anaëroob inspanningsvermogen moeten hebben.

Een goede basisconditie moet in de zomer worden opgebouwd. Het liefst gebeurt dit op de fiets, omdat vanwege de regels van de Internationale Wielerunie op de veldritparcoursen tegenwoordig steeds minder gelopen hoeft te worden. Er hoeft dus veel minder aandacht aan het hardlopen besteed te worden dan zo'n tien jaar geleden.

Naast de basisconditie moet natuurlijk ook het anaërobe uithoudingsvermogen worden getraind. In de aanloop naar het wedstrijdseizoen kan dit in het krachthonk gebeuren maar ook op de veldritfiets. In het krachthonk is het van belang dat er getraind wordt op het leveren van grote vermogens, voornamelijk door te trainen met een laag gewicht dat verplaatst wordt met een hoge bewegingssnelheid (zie paragraaf 2.2). Op de fiets moet men proberen met een lichte versnelling en vele omwentelingen te trainen, omdat een renner met deze versnelling sneller op gang is na een hindernis of bocht. Met een kleine versnelling kan een renner dus gemakkelijker de benodigde hoge vermogens leveren. Verder worden de snelle spiervezels minder aangesproken wanneer een hoge trapfrequentie wordt aangehouden. Deze spiervezels kunnen dan aangesproken worden op de momenten dat het verschil wordt gemaakt, zoals bij een demarrage of de eindsprint.

Uiteindelijk wordt de optimale veldrittraining liefst zo specifiek mogelijk uitgevoerd, in het veld dus en bij voorkeur op een representatief parcours. Alleen op deze wijze kan een renner de intensiteitwisselingen nabootsen. Een deel van de training moet zeker op wedstrijdintensiteit uitgevoerd worden. Dit is nodig voor de aanpassingen op fysiek gebied. Wanneer een veldrijder alleen op de weg traint, heeft hij deze wisselingen in intensiteit veel minder en is de training dus geen optimale voorbereiding voor het veldrijden (minder specifiek). Herstel- en duurtrainingen kunnen wel goed op de weg uitgevoerd worden.

4.2.4 Techniek

Trainingen op wisselende en representatieve ondergrond zijn aanbevolen om meer voeling te krijgen met diverse omstandigheden (modder, zand, kasseien, trappen, bochten, enz.). Technische trainingen, bijvoorbeeld op het springen over de balkjes, kunnen een bijkomend technisch voordeel opleveren, maar verdienen wel een eigen, weloverwogen aanpak. Ook kan er tijdens dit gedeelte van de training worden geëxperimenteerd met nieuwe materialen zoals andere banden of de luchtdruk in de banden. Vaak geeft een dergelijke verandering toch een ander gevoel in de bochten. Het uitproberen van deze veranderingen moet zeker niet pas tijdens een wedstrijd gebeuren.

Ook hier moet een deel van de training zeker op wedstrijdintensiteit uitgevoerd worden om de techniek op wedstrijdsnelheid onder de knie te krijgen. Hierdoor worden ook de grenzen van durf verlegd en wordt de oog-handcoördinatie getraind. Een renner kan en durft het parcours en de obstakels op een hogere snelheid en met een hogere accuratesse te nemen.

4.2.5 Talentherkenning

Onderzoek bij de meest getalenteerde jonge Belgische veldrijders laat zien dat veldrijders qua prestatie tijdens een inspanningstest een beetje vergelijkbaar zijn met wegrenners die goed kunnen klimmen (Ponnet, 2002), hoewel minder uitgesproken dan bijvoorbeeld mountainbikers. Door de vele wisselingen in intensiteit is het anaërobe energiesysteem bij veldrijders beter ontwikkeld en een belangrijke prestatiebepalende factor. Uit het onderzoek van Ponnet (Ponnet, 2002) bleek echter dat talent niet te herkennen was aan de hand van één enkele inspanningstest op 17- of 20-jarige leeftijd. De meest voorspellende factor voor het wel of niet doorgroeien naar de absolute top was de vooruitgang in prestatie tussen 17 en 20 jaar. Bij crossers die echt toppers werden bleek dat de vooruitgang in maximale zuurstofopname tussen deze jaren ongeveer 15% bedroeg, terwijl deze vooruitgang slechts 5% bedroeg bij atleten die bleven hangen. Of dit nu komt door de juiste training of omdat de laatbloeiers nog extra doorgroeien naar een hoger niveau is nog onduidelijk.

4.3 MOUNTAINBIKEN

Mountainbiken is een relatief nieuwe sport. Hierdoor is er, vergeleken met wegwielrennen, veel minder onderzoek naar gedaan en dus veel minder kennis beschikbaar. In deze paragraaf zal er aan de hand van de beschikbare kennis worden nagegaan welke lichamelijke eisen een mountainbikewedstrijd stelt aan een biker. Ook zullen de consequenties voor bijvoorbeeld training aan bod komen.

4.3.1 Kenmerken

Ook in het mountainbiken zijn, net zoals bij het wegwielrennen, diverse disciplines te onderscheiden. In deze paragraaf zal vooral ingegaan worden op de crosscountry en de marathon en niet op de downhill- en meerdaagse wedstrijden. Het kenmerk van mountainbikewedstrijden is dat ze ongeveer 2 uur duren: tijdens het NK in Zoetermeer (2005) finishte de snelste renner (Bart Brentjens) in 1 uur 50 min., terwijl de laatste renner na 2 uur en 2 min. over de finish kwam.

Mountainbiken is vergelijkbaar met een tijdrit: vanaf de start is het 'ieder voor zich'. De Italiaanse inspanningsfysioloog Franco Impellizzeri stelde vast dat mountainbikers tijdens hun wedstrijd op ongeveer 90% van hun maximale hartfrequentie rijden. Dit komt overeen met 84% van de $\dot{V}O_2$max (Impellizzeri e.a., 2002). Dit geeft wel aan dat de intensiteit tijdens een MTB-wedstrijd heel hoog ligt, vooral in het eerste deel van de wedstrijd na de start (Impellizzeri e.a., 2002).

Tijdens een mountainbikewedstrijd kun je weinig uit de wind zitten bij mederenners, dit is ook minder van belang bij mountainbiken, omdat de gemiddelde snelheid off-road lager ligt dan op de weg. Hierdoor heb je te maken met een lagere luchtweerstand en heb je dus minder voordeel als je bij iemand uit de wind kunt zitten.

De terreinomstandigheden zijn over het algemeen zo dat er een afwisseling is tussen klimmen, afdalen en relatief vlakke stukken. Hierdoor is de intensiteit van de inspanning ook heel wisselend tijdens de wedstrijden (Stapelfeldt e.a., 2004). Het blijkt dat het anaërobe inspanningsvermogen een belangrijke component is voor de mountainbikeprestatie (Baron, 2001). Tijdens het klimmen rijd je als renner bijna op je maximale inspanningsvermogen. Ervaren renners kiezen een intensiteit van ongeveer 90% van hun maximale hartfrequentie, om de maximale inspanning later niet te hoeven bekopen vanwege vermoeidheid en de opstapeling van afvalstoffen in de spieren. Onderzoek bij Australische mountainbikers (Gregory, 2001) wijst uit dat middelmatige renners tijdens het klimmen met hogere hartslagen rijden dan de toprenners (Gregory, 2001). Tijdens de afdalingen rijden de toprenners weer met hogere hartslagen en hogere snelheden dan de middelmatige renners. De toprenners rijden dus met een gelijkmatiger intensiteit over het parcours. Deze kwaliteiten zijn een combinatie van betere conditie en techniek; daarnaast speelt een betere wedstrijdindeling een rol.

4.3.2 Energieverbruik

Deze afwisseling van intensiteit tijdens de wedstrijd heeft natuurlijk consequenties voor het energiegebruik. Tijdens de intensieve intervallen in de race gebruik je vooral de glycogeenvoorraden in je lichaam. Glycogeen zit opgeslagen in de spieren en in de lever, maar glucose kan ook uit bijvoorbeeld vloeibare sportvoeding gehaald worden. De juiste voeding voor en tijdens de wedstrijden kan het prestatievermogen positief beïnvloeden. Voor de wedstrijd moet er gedacht worden aan het bekende glycogeen-laden (veel macaroni, spaghetti, rijst e.d. eten; zie paragraaf 3.5.1).

Tijdens de wedstrijd kan er eigenlijk niet volstaan worden met alleen bidons water. Het is zaak om tijdens de wedstrijd, naast vocht ook voeding in te nemen. Dit kan uitstekend in de vorm van vloeibaar voedsel (zie paragraaf 3.2 en 3.3).

4.3.3 Prestatievermogen

Opvallend is dat een aantal mountainbiketoppers zoals Michael Rasmussen, Cadel Evans en Miguel Martinez ook in het wegpeloton te vinden zijn, of zelfs helemaal zijn overgestapt naar de weg. Dat is niet zo vreemd: inspanningstests bij deze renners laten zien dat zij in prestatievermogen niet onder hoeven te doen voor de klimmers in het professionele peloton (zie tabel 4.2). Deze gegevens worden bevestigd door andere onderzoeken (Lee e.a., 2002; Wilber e.a., 1997). In het mountainbiken is natuurlijk het klimmen enorm belangrijk; daarom kunnen deze renners overstappen naar een sport die gelijke lichamelijke eisen stelt.

Tabel 4.2   Fysieke en fysiologische karakteristieken van wegwielrenners en mountainbikers

| | specialisme | | |
parameter	mountainbike[1]	klimmer (weg)[2]	vlak (weg)[2]
lengte (cm)	178	175	186
gewicht (kg)	68,8	62	78
$\dot{V}O_2$max (l/min.)	5,2	5,1	5,7
$\dot{V}O_2$max/kg (ml/kg/min.)	75,4	80,9	74,4
Wmax (watt)	415	404	461
Wmax/kg (watt/kg)	6,0	6,5	6,0

1 Gregory, 2001

2 Mujika en Padilla, 2001

Recent onderzoek bij Italiaanse mountainbike-'beloften' (onder de 23 jaar) liet zien dat de mountainbikeprestatie sterk samenhangt met $\dot{V}O_2$max en Wmax, maar ook met submaximale indicatoren zoals de anaërobe drempel (Impellizzeri e.a., 2005), met name wanneer deze aan het lichaamsgewicht werden gerelateerd. Vooral het lichaamsgewicht tot de 0,79 macht (gewicht 0,79) is een goede indicator voor het klimvermogen van een renner (Impellizzeri e.a., 2005). Deze bevindingen laten zien dat in het mountainbiken het fysieke prestatievermogen, naast natuurlijk de techniek, erg belangrijk is.

4.3.4 Fysiologie

Over de fysiologie van vrouwelijke mountainbikers in niet zo veel bekend. Wilber en collega's hebben alweer enige tijd geleden het inspanningsvermogen van 10 vrouwelijke Amerikaanse mountainbikers beschreven (Wilber e.a., 1997) (tabel 4.3). Deze gegevens wijzen uit dat vrouwelijke mountainbikers vaak iets kleiner zijn dan wegwielrensters en dat dames weer kleiner zijn dan heren. Bovendien ontlopen de prestaties van de mountainbikesters en de wegwielrensters elkaar niet veel. Dit patroon is ook in het onderzoek van Wilber zichtbaar (Wilber e.a., 1997).

Tabel 4.3   Fysieke en fysiologische karakteristieken van vrouwelijke mountainbikers in vergelijking met wegwielrensters en mannelijke mountainbikers

	specialisme		
parameter	vrouwelijke mountainbikers	elitedames (weg)	mannelijke mountainbikers
lengte (cm)	162	172	178
gewicht (kg)	57,5	62,4	68,8
$\dot{V}O_2$max (l/min.)	3,3	3,4	5,2
$\dot{V}O_2$max /kg(ml/kg/min.)	57,9	55,6	75,4
Wmax (watt)	313	295	415
Wmax/kg (watt/kg)	5,4	4,75	6,0

Gegevens vrouwelijke mountainbikers uit Wilber et al, 1997, gegevens elitedames uit de database van Sportadviesbureau ConTest (www.contest.nl) (ongepubliceerde observaties), gegevens mannelijke mountainbikers uit Gregory, 2001.

4.3.5 Training

De toppers in het mountainbiken besteden wel ongeveer 70% of meer van hun totale training op de weg. Slechts een klein deel van de training vindt dus plaats in het veld. Steeds meer mountainbikers rijden wegwedstrijden om het duuruithoudingsvermogen te verbeteren. Mountainbikewedstrijden duren ongeveer twee uur, terwijl wegwedstrijden vaak langer dan 5 uur duren. Hierdoor krijg je als mountainbiker een extra trainingsprikkel.

Maar niet alleen het duuruithoudingsvermogen is belangrijk, ook het kortdurende, anaërobe inspanningsvermogen is voor mountainbikers van belang (Baron, 2001). Het is dus zaak om in de training veel nadruk te leggen op interval en op intensieve blokbelastingen (duur tussen 5 en 10 minuten) van ongeveer 90% van de maximale hartfrequentie. De 30% van de training in het veld is dus vooral belangrijk voor de verbetering van de techniek, de coördinatie en het gevoel op de mountainbike.

Daarnaast zijn er speciale eigenschappen, zoals het klimmen, die anders zijn op de mountainbike dan op de weg. Op de mountainbike wordt er vaak omhoog gereden met een kleinere versnelling dan op de weg. Wanneer je op een te zware versnelling omhoog probeert te rijden is de kans op doorslippen van je achterband, vanwege het stijgingspercentage en de ondergrond, groot. Een renner moet dus op een kleinere versnelling met een hogere trapfrequentie klimmen dan op de weg.

Omdat er op de meeste mountainbike-parcoursen flink geklommen moet worden is het van belang zo weinig mogelijk gewicht mee te slepen. Vooral de hoeveelheid 'niet functioneel' gewicht is ongewenste ballast. Een te groot vetpercentage of een te zware fiets hangt als een blok aan je benen. Extra gewicht is ook nadelig op het vlakke terrein (grotere rolwrijving van de banden) en in de afdaling. Door extra lichaamsgewicht is een renner ook groter; hij vangt dus meer wind en er is een grotere luchtweerstand. In het mountainbiken zijn kleine slanke renners in het voordeel ten opzichte van grote zware renners.

4.3.6 Marathon

De mountainbikemarathon is een recent ingevoerde nieuwe discipline. In deze wedstrijdvorm moet een langer parcours worden afgelegd dan in de crosscountry. Veelal is de wedstrijdafstand tussen 80 en 100 km, maar soms ook wel meer dan 400 km. Afhankelijk van de terreingesteldheid duren deze wedstrijden tussen 2,5 uur en 20 uur (!) voor de winnaars. Er zijn nog maar weinig fysiologische gegevens bekend over deze nieuwe discipline, waardoor we bijvoorbeeld de juiste wedstrijdindeling nog niet weten, noch de fysiologische belasting voor de renners. Op theoretische gronden kunnen we wel voorspellen dat de inname van voldoende vocht en glucose belangrijk is om ook in het laatste deel van de wedstrijd nog goed te kunnen presteren. Bovendien zal in de training nog meer nadruk op het duurvermogen moeten komen te liggen.

4.3.7 Fiets

De laatste jaren rijden steeds meer bikers in de wereldcup op een fiets met zowel vooras achtervering (full suspension) in plaats van alleen maar een verende voorvork. Diverse onderzoeken (Berry e.a., 2000; MacRae e.a., 2000) wijzen uit dat het energieverbruik tijdens klimmen over een hobbelig terrein lager is op een mountainbike met full suspension dan op een fiets met alleen verende voorvork (MacRae e.a., 2000). Op vlak terrein ontloopt het elkaar nauwelijks. Tijdens het afdalen is het weer gunstiger om met full suspension te rijden, omdat je dan met meer ontspanning van je spieren naar beneden kunt rijden. Je hoeft bijvoorbeeld minder klappen op te vangen met je armen, waardoor je lichaam in de afdaling beter kan herstellen om zo frisser aan de voet van de volgende klim te staan (MacRae e.a., 2000).

4.4 ETAPPEWEDSTRIJDEN: DE TOUR DE FRANCE ALS VOORBEELD

Komende zomer gaat ergens in Europa de Tour de France van start. Het peloton heeft dan ongeveer 3500 kilometer voor de wielen, verdeeld over 20 etappes. Drie weken lang elke dag minimaal vier uur op de fiets zitten met maar twee rustdagen vergt het uiterste van het lichaam van een renner. In deze drie weken krijgen de renners tijdritten, bergetappes en (relatief) vlakke etappes voorgeschoteld. Niet voor niets wordt de Tour de France vaak gezien als het zwaarste sportevenement ter wereld.

4.4.1 Historie

Het aantal kilometers dat gedurende de Tour wordt gereden laat een duidelijke afname zien. Reed men tussen 1910 en 1926 nog gemiddeld 5381 km, verdeeld over 15 (!) etappes, de afgelopen jaren rijden de renners ongeveer 3700 km verdeeld over 21 dagen. De langste Tour aller tijden werd dan ook in 1926 gereden (5745 km) en staat bekend als de Tour van het afzien. Tegenwoordig moeten de renners dus bijna 4000 km afleggen in drie weken, en dan nog kan het verschil tussen winst en verlies soms niet meer dan een handvol seconden zijn!

4.4.2 Voeding

De inspanningen tijdens etappewedstrijden vragen ook een aangepast eet- en drinkpatroon. Een renner moet gemiddeld meer dan 6,5 liter vocht per dag tot zich nemen om zijn vochtbalans in evenwicht te houden. Zoals figuur 4.2 laat zien bedraagt het energiegebruik van de renners tussen de 5000 en 8000 kcal per dag (Saris e.a., 1989). Dit komt overeen met de voedingswaarde van 23 hamburgers inclusief broodje, sla en saus. Vanzelfsprekend worden er geen hamburgers gegeten, maar grote hoeveelheden koolhydraatrijke voeding zoals pasta en rijst.

Wielrenners die deelnemen aan zware etappewedstrijden zoals een van de drie grote ronden (Tour, Vuelta, en Giro) moeten enorme eters zijn om op gewicht te blijven. Enkele dagen problemen met de spijsvertering zijn daarom al funest. Belangrijk voor een goede prestatie is een snel herstel. Meestal beginnen de etappes rond het middaguur en finishen de renners tussen 5 en 6 uur 's avonds. In de uren tussen finish en start de volgende ochtend is het natuurlijk van belang zo veel mogelijk de energievoorraden aan te vullen. Strategieën om dit optimaal te laten verlopen worden in hoofdstuk 3 beschreven.

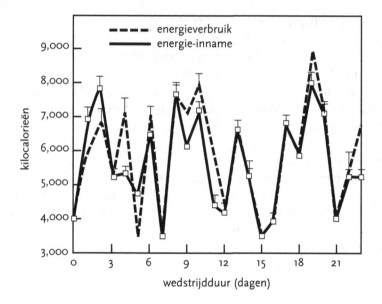

Figuur 4.2. Energiegebruik en energie-inname tijdens de Tour de France. De gegevens zijn verzameld bij de renners van de Nederlandse Raleigh-wielerploeg tijdens de Tour de France van 1984. Energiegebruik en energie-inname lagen erg dicht bij elkaar, behalve op dagen waarbij er extreme inspanningen werden gevraagd van de renners (bergetappes): hier was een energietekort te vinden. Op de rustdag (dag 5) namen de renners meer energie tot zich dan ze verbruikten. (Saris e.a., 1989.)

4.4.3 Lichamelijke veranderingen

Tijdens een drie weken durende wedstrijd vinden in het lichaam diverse veranderingen plaats. In de Vuelta van 1999 werden elke week ochtend- en avondurine en -bloed van renners van de Banesto- en ONCE-wielerploegen geanalyseerd op hormoonspiegels (cortisol, testosteron, follikelstimulerend hormoon en luteïniserend hormoon) (Lucia e.a., 2001a). Bij alle renners namen de concentraties cortisol en testosteron significant af tijdens de drie weken koersen. Vergelijkbare veranderingen werden gevonden na 6 maanden (!) zware training in een overtrainingsstudie bij hardlopers (Lucia e.a., 2001a), wat weer aangeeft dat de Tour een enorm zwaar evenement is.

Wat verder opvalt is dat de maximale hartfrequentie tijdens de Tour, maar ook tijdens de Vuelta elke dag iets afneemt. Studies bij een groep Spaanse renners lieten een afname van de maximale hartfrequentie van 7 slagen zien over de drieweekse periode (zie figuur 4.3) (Lucia e.a., 2003a). Bovendien is gedurende de drie weken fietsen tijdens de Tour de France een reductie van de hematocriet vastgesteld van 45% naar 42% (Saris e.a., 1998), wat met name wordt verklaard door een vergroting van het plasmavolume van het bloed.

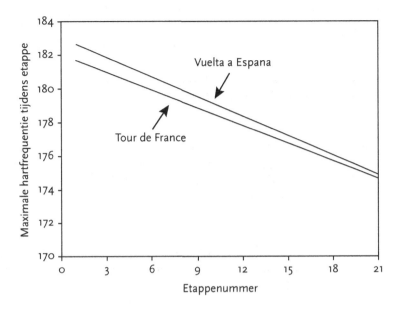

Figuur 4.3. De afname van de maximale hartfrequentie tijdens de Tour de France en de Vuelta a España. De hoogste hartslag die tijdens een etappe wordt behaald neemt gedurende de duur van de wedstrijd af. (Lucia e.a., 2003a.)

4.4.4   Giro, Tour of Vuelta: wat is zwaarder?

In het wielrennen zijn er drie grote rondes: Giro, Tour en Vuelta, in respectievelijk Italië, Frankrijk en Spanje. Vaak wordt er gezegd dat de Tour het zwaarst is van de drie, maar is dat ook zo? Onderzoek van de Spaanse fysioloog Alejandro Lucia bij de renners van de Banesto-wielerploeg laat zien dat er veel verschillen zijn tussen de drie grote ronden. In de Giro start men rustig en rijdt men een heel snelle en lange finale. In de Tour zijn de etappes langer dan in de Giro en Vuelta, maar wordt er langer rustiger gereden. In de Vuelta zijn de etappes korter dan in de Tour of Giro, maar wordt er weer harder gereden. Wanneer duur en intensiteit worden omgerekend naar een trainingsimpuls, blijkt dat Giro, Tour en Vuelta fysiologisch gezien niet van elkaar verschillen (Lucia e.a., 2003a; 2003b). Vergeet echter niet dat in de Tour de renners langer op de fiets zitten (ongeveer een uur per dag), waardoor ze aan het einde van de drie weken een dag langer hebben moeten fietsen en een dag korter hebben kunnen herstellen van de inspanningen. Dit laatste is waarschijnlijk de verklaring waarom de renners de Tour de France zwaarder vinden dan de twee andere grote ronden.

4.5 TIJDRIJDEN

De tijdrit is de race van de waarheid, het is de wedstrijd tegen de klok. Tijdrijden is de wedstrijdvorm waarbij een renner het helemaal alleen moet doen. Er is geen hulp van ploegmaats, er zijn geen rustmomenten, er is geen pauze tijdens de race. Een renner hoeft zich 'alleen maar' continu in te spannen.

4.5.1 Intensiteit

In veel etappewedstrijden wordt het klassement vooral bepaald door de tijdritpresta-tie. Wie een goede tijdrit in de benen heeft, heeft een grote kans om hoog in het klassement te eindigen. Tijdens een tijdrit draait het erom om een bepaald parcours in een zo kort mogelijke tijd af te leggen. Hierbij is een goede wedstrijdindeling van belang. Een korte proloog aan het begin van een etappewedstrijd, zoals tijdens Parijs-Nice, behoeft een bijna 'all-out' aanpak, terwijl bij een lange tijdrit van rond het uur een meer continue wedstrijdindeling op een lagere intensiteit optimaal is. Uit analyse van de wedstrijdintensiteit tijdens tijdritten gedurende belangrijke etappewedstrijden bij Spaanse beroepswielrenners bleek dan ook dat de hoogste hartslagfrequenties behaald worden tijdens het rijden van een proloog (Padilla e.a., 2000). Bij deze renners werd een gemiddelde hartslag van 90% van maximaal gemeten tijdens de proloog (7 km). Korte tijdritten (28 km) en lange tijdritten (52 km) werden met respectievelijk een gemiddelde intensiteit van 88% en 84% van de maximale hartfrequentie afgelegd. Wel bleek dat de renners die voor de ritwinst of voor het klassement gingen met een hogere intensiteit reden dan de renners die alleen de tijdrit reden om binnen de tijd te finishen (Padilla e.a., 2000). Voor deze renners was de tijdrit echter nog altijd behoorlijk intensief (boven 80% van de maximale hartfrequentie). Bovendien blijkt dat renners tijdens beklimmingen in tijdritten een lagere trapfrequentie kiezen (70 toeren per minuut) dan bij vlakke tijdritten (92 toeren per minuut) (Lucia e.a., 2004).

4.5.2 Helm, kleding en fiets

Het gebruik van een tijdrithelm en een aëropak geven een verbetering van de vormweerstand van een renner. Hierdoor neemt de luchtweerstand tijdens het fietsen af. Een aërodynamische tijdrithelm zorgt voor enkele procenten reductie in luchtweerstand. Het hoofd is immers een grote windvanger en er ontstaat veel turbulentie achter het hoofd. In de Tour de France van 1989 verloor Fignon in de laatste adembene-mende tijdrit met 8 seconden verschil de Tour aan Greg Lemond. Fignon reed met wapperende haren, terwijl Lemond een aërodynamische tijdrithelm droeg en een opzetstuur gebruikte. Dit voorbeeld geeft aan dat belangrijke wedstrijden verloren kunnen worden door slechte aërodynamica.

Voor het tijdrijden wordt er veelal een veel diepere zitpositie gekozen dan voor de zit op de reguliere koersfiets. Dit wordt gedaan omdat hierdoor het frontale oppervlak

van de renner (het vooraanzicht) verkleind wordt en hiermee een meer aërodynamische positie wordt verkregen (minder luchtweerstand). Een ligstuur met armsteunen
zorgt ervoor dat de positie, die iets minder comfortabel is, toch volgehouden kan worden. Verder wordt door de armsteunen dicht bij elkaar te plaatsen, het frontale oppervlak nog verder verkleind. Windtunnelexperimenten hebben laten zien dat het zeer de
moeite waard is om voor tijdritten een ligstuur aan te schaffen, omdat de tijdswinst
aanzienlijk is.

4.5.3   Training voor tijdrijden

Uit onderzoek bij renners van de voormalige Banesto-wielerploeg blijkt dat de tijdritprestatie tijdens de Tour met name samenhangt met het vermogen van een renner op
zijn anaërobe drempel te trappen (Lucia e.a., 2004). Het is dan ook voor een goede
tijdritprestatie van belang om dit wattage door training zo hoog mogelijk te krijgen.
Uit een studie onder 20 Zuid-Afrikaanse amateurwielrenners bleek dat de tijdritprestatie op een 40 km-tijdrit het meest vooruitging door tijdens de training 8 blokken
van 4 minuten op wedstrijdintensiteit in te bouwen met 1,5 minuut rust tussen de
intervallen (Stepto e.a., 1999). Door deze trainingsvorm neemt bovendien ook het
maximale prestatievermogen gemeten tijdens een maximale inspanningstest toe
(Stepto e.a., 1999). Om te wennen aan de speciale zithouding op de tijdritfiets verdient het de voorkeur de tijdrittraining uit te voeren op een tijdritfiets.

4.6   AANGEPASTE WIELERSPORTEN

Ook mensen met een handicap willen graag sporten en hun conditie verbeteren. Dit
is voor hen misschien nog belangrijker dan voor valide sporters. Door hun handicap
kunnen zij immers moeilijker een actief leven leiden. Ook voor deze sporters zijn er
veel mogelijkheden om op een aangepaste manier de wielersport te bedrijven.

4.6.1   Tandem

Een groot aantal sporters met een visuele handicap kiest voor het rijden op de tandem
in de achterrijder ('stoker'), met een valide sporter in de eerste positie op de tandem
('machinist').

Hoewel de tandemsport al lange tijd wordt bedreven, is er nog maar weinig onderzoek gedaan naar het tandemrijden. Het rijden op een tandem is een unieke discipline, omdat de stoker haast niets bijdraagt aan de luchtweerstand – hij zit immers dicht
op de machinist – maar wel veel kan bijdragen aan het leveren van extra vermogen.
Hierdoor is het mogelijk om een grotere snelheid te ontwikkelen in vergelijking met
het fietsen op een normale tweewieler. Een recent onderzoek uit de Verenigde Staten
laat zien dat recreatieve tandemrijders op een zelfde intensiteit ongeveer 5-8 km/uur
harder rijden dan solofietsers (Seifert e.a., 2003).

Op een snelheid van 30 km/uur blijkt dat de tandemrijders een hartfrequentie hebben die 20 hartslagen per minuut lager is dan bij het rijden op een normale fiets. Een zelfde trend is te zien voor de ervaren mate van inspanning en de geproduceerde hoeveelheid melkzuur, waarbij er geen verschillen werden gevonden tussen de stoker en de machinist wanneer zij op dezelfde tandem rijden. Het is jammer dat er geen goedgetrainde tandemrijders hebben deelgenomen aan dit onderzoek, omdat er nu maar tot een maximale snelheid van net boven de 30 km/uur is getest, terwijl in wedstrijden veel hogere snelheden worden behaald.

4.6.2 Handbiken

Sinds kort maakt het handbiken onderdeel uit van de KNWU met onder meer eigen nationale kampioenschappen. Dit maakt dat ook mensen met een dwarslaesie de wielersport in aangepaste vorm kunnen bedrijven. Er zijn echter nog wel wat verschillen tussen het ronddraaien van de cranks met de armen of met de benen. Bovendien hebben mensen met een dwarslaesie tijdens inspanning een andere fysiologische respons dan valide sporters.

Het maximale prestatievermogen, de maximale zuurstofopname, is een stuk lager wanneer er inspanning geleverd wordt met de armen in plaats van met de benen; tijdens armarbeid is immers 30-35% minder spiermassa actief in vergelijking met beenarbeid (Reybrouck e.a., 1975).

Daarnaast is de hartfrequentie tijdens submaximale inspanning hoger tijdens armarbeid dan tijdens beenarbeid. De maximale hartfrequentie is daarentegen een stuk lager tijdens armarbeid dan tijdens beenarbeid. Dit verschil is nog eens afhankelijk van de plaats waar de dwarslaesie in de wervelkolom zit: hoe hoger de dwarslaesie zit hoe nadeliger dit is voor het prestatievermogen.

Met deze factoren moet wel rekening worden gehouden tijdens training, anders gaat het trainingsschema helemaal de mist in. Bij sporters met een dwarslaesie is onder meer de warmtehuishouding in het verlamde lichaamsgebied verstoord. De zweetrespons werkt niet goed meer, zodat het moeilijk is om op deze wijze extra lichaamswarmte af te geven. Bovendien zal er een verminderde herverdeling van bloed plaatsvinden in het lichaam. Normaal gesproken stroomt er tijdens inspanning minder bloed naar de inactieve spieren en organen (zoals de maag en darmen) zodat er meer over is voor de actieve spieren. Dit proces is bij mensen met een dwarslaesie niet of minder aanwezig.

Al deze veranderingen brengen met zich mee dat de warmtehuishouding bij handbikers die zich inspannen in zomerse (warme) temperaturen te kort kan gaan schieten, waardoor het lichaam gemakkelijk oververhit kan raken. In een warme omgeving is het dus van belang om je goed te verzorgen, voldoende te drinken en te zorgen dat je voor de start van een wedstrijd onder warme omstandigheden zo veel mogelijk in een koele ruimte verblijft om je lichaamstemperatuur niet onnodig al op te laten lopen.

Er zijn diverse verschillen tussen valide en minder valide sporters, maar voor mindervalide sporters is het toch erg belangrijk om te sporten. Ook binnen de wielersport zijn er mogelijkheden om actief te worden en te blijven.

4.7   TRAINING VOOR JEUGD EN JONGEREN

Training voor jeugd en jongeren is investeren in de toekomst. De meeste kennis in de trainingsleer is verkregen bij gezonde jonge volwassenen in de leeftijd tussen 18 en 30 jaar. Ten onrechte wordt echter vaak weinig aandacht besteed aan de categorie onder de 18 jaar. Vele jongeren doen aan sport en ook zij willen optimaal trainen. In deze paragraaf zal worden ingegaan op specifieke aandachtspunten die van belang zijn voor het trainingsproces bij jongeren.

Er is in de loop van de jaren redelijk veel bekend geworden over de lichamelijke veranderingen door training bij kinderen en jongeren. Vroeger werd gedacht dat kinderen op een jonge leeftijd (voor de puberteit) niet fysiologisch trainbaar waren. Er werd verondersteld dat het duuruithoudingsvermogen ($\dot{V}O_2$max) niet vooruit kon gaan bij deze leeftijdscategorie, maar dat deze jonge sportertjes alleen trainbaar waren op taakniveau, met andere woorden: alleen maar oefeningen konden leren als behendigheid en techniek.

Ongeveer tien jaar geleden werd er een grote samenvatting van alle onderzoeken in de wetenschappelijke literatuur uitgevoerd. Deze wees uit dat prepuberale kinderen wel degelijk fysiologisch trainbaar waren, maar dat hun vooruitgang in het maximale duuruithoudingsvermogen (gemeten aan de hand van de $\dot{V}O_2$max) door duurtraining laag tot gematigd is in vergelijking met jonge volwassenen. Daar waar jonge volwassenen door training ongeveer 15-20% vooruit kunnen gaan, gaan kinderen gemiddeld slechts ongeveer 8-10% vooruit. Voor de puberteit zijn er geen geslachtsspecifieke verschillen tussen jongens en meisjes, tijdens en na de puberteit wel.

Voor dit kleinere trainingseffect bij prepuberale jongens en meisjes is er een aantal mogelijke verklaringen.

- Omdat kinderen van nature een actieve leefstijl bezitten hebben zij al een hoog duuruithoudingsvermogen, waardoor de trainingseffecten minimaal zijn (de wet van de verminderde meeropbrengst).
- De training van volwassenen kan efficiënter verlopen dan de training voor kinderen. Kinderen zijn niet gemakkelijk aan een zwaar trainingsschema bloot te stellen, volwassenen kunnen dat beter opbrengen (zijn meer gemotiveerd).
- Het lichaam van prepuberale kinderen is nog niet voldoende uitontwikkeld voor een maximaal trainingseffect.

4.7.1 Verschillen tussen jongeren en volwassenen

Er bestaan natuurlijk verschillen tussen jongeren en volwassenen. Trainers moeten zich realiseren dat kinderen geen miniatuurvolwassenen zijn. Vele gouden regels voor volwassenen gaan niet op bij kinderen. Zo wordt voor de bepaling van de trainingsintensiteit de maximale hartfrequentie vaak geschat met behulp van de formule 220 – leeftijd, maar bij kinderen en jongeren gaat deze regel niet op. De maximale hartfrequentie neemt tussen het 6e en 18e jaar juist toe: van ongeveer 185 tot aan 200 slagen per minuut op het 20e levensjaar.

Maar niet alleen de hartfrequentie maakt een ontwikkeling door tussen het 6e en 20e jaar. Naast de toename in lengte, gewicht en lichaamssamenstelling (vetpercentage, spiermassa en botmassa) nemen ook de maximale zuurstofopname van de spieren en de spierkracht toe. Daarnaast zijn er tijdens deze ontwikkeling ook essentiële veranderingen in de spier, waardoor het prestatievermogen verandert. In de samenstelling van de spiervezels is er een verschuiving te zien van het percentage snelle en langzame spiervezels. Zo neemt het percentage langzame spiervezels af en dat van snelle spiervezels toe (Eriksson, 1980). Ook groeit het vermogen om glucose en glycogeen als brandstof voor de spieren te gebruiken, waardoor het anaërobe prestatievermogen in deze ontwikkelingsperiode toeneemt.

Dit fenomeen is ook weer terug te vinden in het vermogen om melkzuur te produceren (Robinson, 1938). Bij de rennertjes uit de jongere leeftijdscategorieën worden lagere maximale melkzuurwaarden in het bloed gevonden. Het vermogen om lactaat te produceren bereikt pas rond het dertigste jaar zijn maximale capaciteit (Robinson, 1938).

Niet bij iedereen verlopen deze processen op dezelfde (kalender)leeftijd. Vaak zie je dat bij de nieuwelingen en junioren vroegrijpe jongens en meisjes dominant zijn over de 'laatrijpen'. De laatrijpen komen vaak opzetten in de laatste fase van de juniorenperiode en bij de beloften.

Tussen het 6e en 18e jaar zijn er dus veel veranderingen gaande en vooral rond de puberteit verlopen vele processen in een sneltreinvaart. Daarom is het belangrijk om als jonge renner/renster of als hun begeleider niet alleen te kijken naar de korte termijn (huidige seizoen) maar moet je je ook op de lange termijn richten. Een duidelijke visie op de toekomst is belangrijk. Vele succesvolle jonge renners/rensters hebben hun belofte nooit kunnen inlossen bij de oudere categorieën.

Een recente analyse van wedstrijduitslagen van junioren-wereldkampioenschappen tussen 1979 en 2002 laat zien dat maar 30% van de junioren die deelnamen aan een wereldkampioenschap later professionele wielrenners werd (Schumacher e.a., 2005). Bovendien had maar 34% van de beroepswielrenners ooit deelgenomen aan een wereldkampioenschap op de weg of de baan (Schumacher e.a., 2005). Verder bleek dat renners die goed scoorden als junior eerder professional werden dan renners die niet aan wereldkampioenschappen deelnamen (de gemiddelde leeftijd bij de overstap naar de professionals was respectievelijk 21 vs. 24 jaar). De totale duur van de carrières verschilde echter niet (2,7 jaar). De renners die op jonge leeftijd beroepswielrenner worden stoppen dus ook weer eerder (Schumacher e.a., 2005). Om dus bij de profs goed te presteren, is het niet van groot belang om al te excelleren bij de junioren.

Op de wielerbaan is het een ander verhaal. Uit de analyse van Schumacher en collegae (Schumacher e.a., 2005) bleek dat junioren die tijdens wereldkampioenschappen in de top-tien kwamen, of die op het podium stonden of wonnen op de achtervolging en sprint, beter scoorden als eliterenner. Voor dit onderdeel van de wielersport zijn vroege talentherkenning, veel training en ervaring op de wielerbaan waarschijnlijk belangrijk om op volwassen leeftijd te scoren.

4.7.2 Training voor de toekomst

Welke trainingsvormen zijn nu belangrijk voor jonge wielrenners? Uit wetenschappelijk onderzoek en praktijkervaring weten we dat vooral training van het uithoudingsvermogen op jonge leeftijd belangrijk is. Door veel duurtrainingen met een lage intensiteit (toertochten) uit te voeren, kunnen hart en longen zich goed ontwikkelen. Al bij een hartfrequentie tussen globaal 120 en 130 slagen per minuut pompt het hart het grootste volume bloed per slag (slagvolume) rond en worden hart en longen voldoende getraind. Hierdoor wordt een goede basis gelegd voor de toekomst. De longen moeten immers de zuurstof uit de lucht halen en binden aan het bloed, het hart moet het bloed weer naar de spieren pompen. De ontwikkeling van deze twee organen is dus uiterst belangrijk voor het prestatievermogen.

Overigens moet het zenuwstelsel ook niet vergeten worden. Techniek, behendigheid en snelheid zijn belangrijke prestatiebepalende factoren voor sporters. Alleen maar duurtraining is natuurlijk erg eenzijdig voor de ontwikkeling, en houdt een pupil verder verwijderd van de korte snelle onderdelen zoals op de baan of BMX. Daarom is het aan te bevelen om als jonge sporter vele takken van sport uit te proberen en te beoefenen. Hierbij kan er gedacht worden aan veldrijden, mountainbike, BMX, baan, of weg, maar ook aan andere sporten zoals schaatsen, triatlon of atletiek. Dit brengt de nodige variatie in de lichamelijke ontwikkeling van een jonge sporter.

Maar hoeveel moet een gezond prepuberaal kind nu bewegen dan wel trainen om in prestatievermogen ($\dot{V}O_2$max) vooruit te gaan? Om deze vraag te beantwoorden is er veel onderzoek uitgevoerd. Deze literatuur is recent samengevat door Baquet en collegae (Baquet e.a., 2003). Uit dit literatuuroverzicht konden de volgende conclusies worden getrokken.

- Training bij kinderen geeft een kleinere vooruitgang in bijvoorbeeld maximale zuurstofopname in vergelijking met volwassenen (5-8% vs 10-15%).
- Jongens en meisjes laten een zelfde effect van training zien.
- De test waarmee programma's worden geëvalueerd moet overeenkomen met de trainingsvorm (sportspecifieke tests).

• De programma's moeten aangepast worden aan het potentieel van elk kind (er bestaat dus niet één 'standaard' trainingsschema).

Wat betreft de trainingsrichtlijnen voor prepuberale kinderen kunnen de volgende FITT-factoren (Frequentie, Intensiteit, Tijdsduur, Typeactiviteiten) worden gedestilleerd uit de literatuur (Baquet e.a., 2003).
• Frequentie: > 3-4× per week
• Intensiteit duurtraining: > 80% van de maximale hartfrequentie; in de onderzoeken waarbij met een hogere intensiteit werd getraind, vond men de grootste vooruitgang.
• Intensiteit intervaltraining: maximaal met een duur van 20 seconden.
• Tijdsduur: 30-60 minuten.
• De lengte van de programma's die effect lieten zien varieerde van 4 weken tot 18 maanden (4 weken + 18%, 18 maanden 19% vooruitgang in $\dot{V}O_2$max).

Voor nieuwelingen en junioren is het van belang niet te veel te doen. Zij zijn soms geneigd om te veel te trainen omdat ze zich spiegelen aan amateurs en eliterenners van hun club. Een goede vuistregel is om per training nooit langer te trainen dan de maximale wedstrijdduur plus 10%.

4.7.3 Factoren voor het behalen van het eliteniveau

Gegevens uit het veldrijden laten zien dat factoren voor het behalen van het topniveau niet te destilleren zijn uit het prestatieniveau op 17-jarige leeftijd (Ponnet, 2002). Succesvolle renners laten echter tussen 17 en 20 jaar een verdere vooruitgang zien in prestatievermogen ($\dot{V}O_2$max + 15%), terwijl niet-succesvolle renners een kleinere vooruitgang laten zien ($\dot{V}O_2$max + 5%). Dit komt overeen met de bevindingen bij Nederlandse schaatsers. Op de leeftijd van 17 is er geen prestatievoorspellende factor te vinden, terwijl de doorgroei in prestatievermogen tussen 17 en 21 wel het verschil tussen succesvolle schaatsers en niet succesvolle schaatsers liet zien (De Koning e.a., 1994).

Deze bevindingen laten zien dat het creëren van langdurige trainingsprogramma's belangrijk is en als doel moet hebben renners zo goed mogelijk als elite af te leveren en de doorgroei tussen 17 en 21 jaar zo veel mogelijk te faciliteren. In de jongere categorieën heeft het prestatieniveau een weinig voorspellende waarde voor het uiteindelijke prestatieniveau als volwassen sporter. Goede junioren worden daarom in veel gevallen nooit beroepswielrenner. De training in de jonge jaren moet een goede basis leggen, zowel fysiek als mentaal, om het doorgroeien mogelijk te maken.

4.7.4 Langetermijnvisie

Een trainingsvisie op de lange termijn uit het zwemmen heeft model gestaan voor de volgende visie voor het wielrennen (Olbrecht, 2001). In dit model kunnen in de periode van jeugd, nieuweling, junior, belofte tot elite vier opbouwfasen van training worden onderscheiden:

periode	leeftijd
plezierperiode	6 tot 12 jaar
basale trainingsperiode	10/12 tot 14/16 jaar
opbouwfase	14/16 tot 17/21 jaar
topniveautraining	17/21 tot > 21 jaar

Plezierperiode

Doelstellingen in deze periode zijn plezier krijgen in sporten en kennismaken met verschillende takken van sport. Denk hierbij niet alleen aan wielrennen, maar ook aan andere duursporten (schaatsen, hardlopen en triatlon), vechtsporten (judo, karate) of aan teamsporten (voetbal, basketbal). In deze periode wordt er geen gerichte training uitgevoerd. Ook behoort er geen druk van ouders en begeleiders te zijn. Fietsen zonder druk kan ook goed gestimuleerd worden door het rijden van toertochten samen met leeftijdsgenoten en/of ouders.

Basale trainingsperiode

De basale trainingsperiode loopt vanaf de leeftijd van 10-12 jaar tot 14-16 jaar. Dit is afhankelijk van het tijdstip waarop de jonge renner de puberteit ingaat. Gedurende deze trainingsperiode ligt de nadruk vooral op algemene lichamelijke ontwikkeling. Daarnaast kunnen jongeren in deze periode kennismaking met verschillende wedstrijdonderdelen. Het aanleren van een goede fietstechniek (sturen en trappen) is een belangrijk onderdeel van deze periode. Bovendien kan in deze periode de trainbaarheid ontwikkeld worden. Daarnaast zijn het leren van de wedstrijdregels, het ontwikkelen van wedstrijdinzicht, materiaalkennis en trainingstechnieken leerdoelen voor deze periode.

Voor de ouders/begeleiders is van belang om inzicht te krijgen in sterke en zwakke punten van de renner. In deze periode kan ook nog de deelname aan toertochten voortgezet worden. Later in deze periode kan er meer sportspecifieke training worden uitgevoerd. De toename van trainingsomvang gebeurt in deze periode vooral door opvoering van trainingsfrequentie en niet zozeer door trainingsduur. Ook is het van belang om bij de renner te gaan werken aan de ontwikkeling van een wedstrijdmentaliteit.

Opbouwfase

De opbouwfase start op de leeftijd tussen 14 en 16 jaar, wanneer de kinderen uit de groeispurt zijn. Dit is belangrijk omdat gedurende de groeispurt sporters eerder een kans lopen op blessures. De fase duurt 3-7 jaar, tot ongeveer drie jaar voor de optimale prestatieleeftijd (23-26 jaar). Voor wielerdisciplines waar meer techniek en vaardigheid meespelen zoals baan en BMX, begint deze periode eerder.

Ook wordt er in deze periode aandacht geschonken aan mentale training. Renners moeten leren tegenslag te verwerken, leren hard te trainen en te racen, om te gaan met prestatiedruk, en plezier in trainen krijgen.

Trainingsspecifiek moeten de volgende richtlijnen in acht worden genomen. Het opvoeren van de trainingsomvang gebeurt vooral door toename van de duur van de training. Ook wordt er meer specifieke fietstraining uitgevoerd. Andere sporten worden alleen nog maar uitgevoerd als ze de fietstraining ondersteunen. Daarbij is het ook van belang om in deze periode aandacht te schenken aan de structuur van de training (periodisering) en het verder perfectioneren van stuur- en traptechniek.

Topniveautraining

Deze periode duurt minimaal 4 jaar. De lengte en inhoud worden bepaald door de individuele behoeften van de renner. Het voornaamste doel van deze periode is maximale ontwikkeling van prestatiebepalende factoren ($\dot{V}O_2$max, kracht, anaëroob vermogen en anaërobe drempel). Daarnaast staat ook het verder perfectioneren van techniek en tactiek (ook in de wedstrijdsituatie) op de agenda. Denk hierbij aan sturen, sprinten, bochten, waaierrijden enz.

Bovendien wordt de renner betrokken bij de planning van het schema en het trainingsproces. In deze periode wordt er een profiel aangelegd met sterke en zwakke punten van de renner. Ook wordt de trainbaarheid in kaart gebracht en vindt observatie van het prestatieniveau door de coach plaats op basis van trainingsresultaten, herstelvermogen, wedstrijdresultaten en testuitslagen.

Voor de begeleiding van jonge renners is een langetermijnvisie belangrijk omdat excellent presteren in de jongere categorieën geen garantie biedt voor goede prestaties als volwassene. De verschillende fasen die elk specifieke trainingsdoelen hebben, moeten ervoor zorgen dat een renner optimaal voorbereid kan toetreden tot de volwassen categorie van de elite om daar uiteindelijk een individueel maximaal prestatieniveau te behalen.

4.8 FYSIOLOGIE VAN VROUWEN

Over het algemeen wordt er in de trainingsleer weinig aandacht besteed aan sportende vrouwen. Vaak wordt ervan uitgegaan dat er tussen mannen en vrouwen geen geslachtsspecifieke verschillen bestaan. Ten onrechte: vrouwen zijn van nature anders gebouwd dan mannen en verdienen daarom ook andere aandacht.

4.8.1 Verschil tussen man en vrouw

Over de fysieke en fysiologische karakteristieken van eliterenners (professionals) is op dit moment betrekkelijk veel informatie beschikbaar. Zo hebben de begeleiders van de Banesto- en Mapei-wielerploegen veel informatie gegeven over het lichamelijke prestatievermogen van hun renners en over de intensiteit van de inspanningen tijdens de Tour, de Vuelta en de Giro. Bij de elitedames is er veel minder informatie voorhanden. Er zijn in de loop van de jaren maar een paar onderzoeken geweest naar het prestatievermogen van elitedames uit Australië en Amerika (Martin e.a., 2001). In tabel 4.4 staan ter indicatie waarden voor acht Nederlandse elitedames weergegeven. De waarden voor de mannen zijn afkomstig van de Banesto-wielerploeg (Lucia e.a., 2001b). Als we deze waarden met elkaar vergelijken, zien we dat deze vrouwen in lengte en gewicht vergelijkbaar zijn met de klimmers, maar kleiner en lichter zijn dan de mannen die goed op de vlakke weg uit de voeten kunnen. Wat betreft maximale zuurstofopname ($\dot{V}O_2$max) zitten de elitedames ongeveer 30% lager dan de elitemannen, wat overeenkomt met het verschil in $\dot{V}O_2$max tussen ongetrainde mannen en vrouwen. Ook wanneer de $\dot{V}O_2$max wordt gecorrigeerd voor lichaamsgewicht blijft het verschil met de klimmers bestaan; het verschil met de groter gebouwde mannen die niet kunnen klimmen, wordt kleiner, maar is nog steeds aanzienlijk (25%). Het verschil in maximaal vermogen (Wmax) tussen elitedames en eliteheren volgt een zelfde trend en laat ook verschillen tussen de 20 en 30% zien in het voordeel van de mannen. Uit deze vergelijking kunnen we vaststellen dat goed getrainde vrouwen een lager maximaal inspanningvermogen hebben dan mannen.

Tabel 4.4 Fysieke en fysiologische karakteristieken van elitedames (www.contest.nl, ongepubliceerde observaties) in vergelijking met professionele wegwielrenners (Lucia et al., 2001b)

parameter	specialisme		
	elitedames (weg)	mannen klimmer (weg)	mannen vlak (weg)
lengte (cm)	172	175	186
gewicht (kg)	62,4	62	78
$\dot{V}O_2$max (l/min.)	3,4	5,1	5,7
$\dot{V}O_2$max/kg (ml/kg/min.)	55,6	80,9	74,4
Wmax (watt)	295	404	461
Wmax/kg (watt/kg)	4,75	6,5	6,0

4.8.2 Prestatiebepalende factoren

Welke factoren bepalen de prestatie tijdens een wedstrijd bij dames? In de inleiding van dit boek zijn we kort op deze vraag ingegaan en werd gesteld dat fysieke parameters een belangrijke prestatiebepalende factor zijn voor wielrenners in het algemeen. Een onderzoek bij 13 wielrensters die werden gevolgd tijdens de Ronde van Idaho – een 14-daagse etappewedstrijd in de Verenigde Staten waar een totaal van 1000 km moet worden afgelegd – liet zien dat in het merendeel (12 van de 16 etappes) de finish-tijd samenhing met de fysiologische karakteristieken (in het bijzonder $\dot{V}O_2max/kg$) van de rensters (Pfeiffer e.a., 1993).

In een interessante veldstudie bij de Australische nationale ploeg tijdens een wereldbekerwedstrijd (Martin e.a., 2001) werden de fietsen van 12 Australische dames voorzien van SRM-cranks waarmee het geleverde vermogen op de trappers werd gemeten. Het voornaamste verschil tussen de top-twintig en de dames die hierbuiten eindigden was de tijdsduur van het maximale geleverde vermogen tijdens de wedstrijd. De toppers waren in staat bijna tweemaal zo lang een hoog vermogen te leveren in vergelijking met de subtoppers (zie figuur 4.4). Hier gaat het dus om tijdens demarrages, ontsnappingen en finales waar het uiteindelijk wordt beslist.

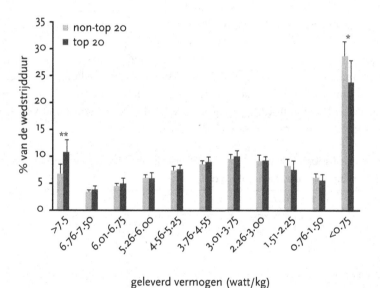

geleverd vermogen (watt/kg)

Figuur 4.4. Het geleverde vermogen tijdens een wereldbekerwedstrijd voor dames in relatie tot de tijdsduur. De gegevens zijn verzameld tijdens de wereldbekerwedstrijd in Australië in 1999 bij de Australische nationale ploeg (n = 12). (Overgenomen uit Martin e.a., 2001.)

4.8.3 Verschillen in stofwisseling

Maar hoe zit het met het duuruithoudingsvermogen? Recent is in de wetenschappelijke literatuur een heftige discussie ontstaan over de vraag wie nu beter in staat zijn om prestaties van lange duur te leveren: mannen of vrouwen. Diverse onderzoeken wezen uit dat vrouwen tijdens een inspanning van matige intensiteit met een lange duur meer vetten konden verbranden dan mannen. Dit werd verklaard uit de grotere vetvoorraden in het vrouwelijk lichaam en een beter vermogen om vetten te verbranden (Tarnopolsky, 1999). Hierdoor kunnen de beperkte voorraden glycogeen in het lichaam worden gespaard voor een later tijdstip tijdens de inspanning. Deze, waarschijnlijk uit de evolutie voortgekomen eigenschap maakt dat vrouwen goed in staat zijn om inspanningen van lange duur vol te houden (Tarnopolsky, 1999). Met dit gegeven in het achterhoofd is het misschien wel vreemd dat de meeste sportwedstrijden voor vrouwen van kortere duur zijn dan die voor mannen.

Bovendien blijkt uit Canadees onderzoek dat het voor vrouwelijke duursporters veel moeilijker is om koolhydraten te stapelen dan voor mannelijke sporters in een periode van supercompensatie (Tarnopolsky e.a., 2001). Daar waar mannen door een koolhydraatrijke voeding hun glycogeenvoorraden in de spieren konden vergroten met 40% en hun prestatievermogen met ongeveer 20% konden verbeteren, lukte het alleen de vrouwen die grote hoeveelheden van een koolhydraatrijke voeding tot zich namen (80% van de energie uit koolhydraten) om hun glycogeenvoorraden in de spieren te vergroten met 13%. Hun prestatievermogen nam hierdoor toe met 8%.

De verklaring voor dit verschil is dat vrouwen meer moeite hebben om grote hoeveelheden voeding weg te werken. Vrouwen hebben vaak al moeite om op een dag 2400 kcal te verwerken, terwijl mannelijke sporters vaak wel tussen de 4000 en 8000 kcal aan voeding weten te verorberen. Voor vrouwen is het koolhydraat stapelen dan ook van minder belang dan voor mannen.

Een andere studie bij de Australische nationale dameswielerploeg laat zien dat vrouwen er daadwerkelijk moeite mee hebben om hun energiebalans in evenwicht te houden (zie figuur 4.5) (Martin e.a., 2002). In de winter namen de vrouwen meer energie tot zich dan ze verbrandden, en ze kwamen dus aan. In het geval van de Australische dames namen zij 8% meer energie in dan ze gebruikten. In de voorbereidingsperiode hadden ze al meer moeite om hun gewicht op peil te houden, en gebruikten ze al 6% meer energie dan ze innamen (ze vielen dus af). Tijdens de wedstrijdperiode was het verschil tussen inname en gebruik maar liefst 11%. Het is dus van belang om tijdens het seizoen bij de dames goed op hun lichaamsgewicht te letten om ervoor te zorgen dat ze niet te veel gewicht verliezen. Dit kan negatieve gevolgen hebben voor hun hormoonhuishouding, menstruatie en prestatievermogen.

Een enquête onder Amerikaanse wielrensters die deelnamen aan een etappewedstrijd liet zien dat een groot deel van de rensters een onregelmatige of zelfs geen menstruatie meer had. Er was een samenhang tussen het aantal trainingskilometers per week en het voorkomen van deze klachten. Hoe meer kilometers er werden getraind hoe meer de klachten voorkwamen (Burke, 2002). Dit komt waarschijnlijk door de grotere negatieve energiebalans die zorgt voor een slechte voedingsstatus (laag percentage lichaamsvet). Hierdoor heeft het lichaam niet voldoende bouwstoffen om een aantal hormonen aan te maken en stopt de maandelijkse cyclus. Deze hormonen, in het bijzonder oestrogeen, spelen een belangrijke rol in de opbouw van de botten. Bij sportende vrouwen met deze problemen wordt dan ook een lagere botdichtheid gemeten. Dit kan op latere leeftijd ernstige gevolgen hebben vanwege osteoporose.

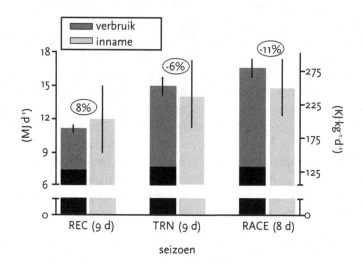

Figuur 4.5. Energie-inname en gebruik tijdens het seizoen. De gegevens zijn afkomstig van de Australische nationale dameswielerploeg. De zwarte balken geven het energiegebruik tijdens het slapen weer, de donkergrijze balken het energiegebruik tijdens fietsen, de lichte balken de energie-inname. REC: winterperiode, TRN: voorbereidingsperiode, RACE: wedstrijdseizoen. (Uit Martin e.a., 2002.)

4.8.4   Training

Vrouwen kunnen door training een vergelijkbare vooruitgang in hun prestatievermogen boeken als mannen. Het is dus niet zo (zoals sommige auteurs zeggen) dat de trainbaarheid van de conditie bij vrouwen lager is dan bij mannen. Bij krachttraining zijn er wel verschillen tussen mannen en vrouwen, maar deze liggen meer op het cosmetische vlak (spiergroei). Vanwege de hogere gevoeligheid voor en de grotere concentraties van het mannelijk geslachtshormoon (testosteron) in het bloed bij mannen zal er meer spiervorming zijn (de spiervezels worden dikker) bij mannen dan bij vrouwen. De vooruitgang in kracht kan vaak bij vrouwen gunstiger uitpakken; omdat zij vaak een lager uitgangsniveau hebben kunnen zij zo percentueel gezien een grotere vooruitgang in kracht boeken dan de mannen. Dus bij dames die van nature minder krachtig zijn en moeite hebben om grote versnellingen te rijden, kan krachttraining effectief zijn.

4.9   MASTERS

Steeds meer renners blijven tot op latere leeftijd op de fiets actief en nemen nog steeds actief deel aan wedstrijden. Aan het wereldkampioenschap voor masters in Sankt Johann in Tirol is er zelfs een klasse voor 75 jaar en ouder. Deze categorie moet nog steeds 40 km afleggen. Dit laat zien dat nog veel mensen tot latere leeftijd goed in staat zijn om actief de wielersport te beoefenen, al staat het verouderingsproces niet stil.

4.9.1   'Use it or lose it'

Welke veranderingen vinden er in het lichaam plaats als we ouder worden? In de spieren neemt de omvang van de spiervezels af, vooral in de snelle spiervezels. Dit heeft natuurlijk een effect op het prestatievermogen. Het meest opvallende is dat de spierkracht en het sprintvermogen afnemen. Het lichaam is minder goed in staat om koolhydraten af te breken en om te zetten in bijvoorbeeld melkzuur. Daardoor is het moeilijker om prestaties van een heel hoge intensiteit vol te houden, bijvoorbeeld een demarrage, een sprint of het dichtrijden van een gat.

Maar ook in de langzame spiervezels is er een afname in de dwarsdoorsnede (atrofie) te zien. Hierdoor is er minder spiermassa, waardoor er een afname is van de maximale zuurstofopnamecapaciteit in de spier ($\dot{V}O_2$max). Bij mensen die weinig bewegen is de afname zo'n 1% per jaar vanaf het 35e levensjaar (zie figuur 4.6). Uit wetenschappelijk onderzoek is gebleken dat bij sporters die tot op latere leeftijd bleven sporten, de afname een stuk minder was (5% per 10 jaar) (Trappe e.a., 1996). Bij sporters die na hun sportcarrière stopten en daarna inactief werden was de afname in prestatievermogen enorm: maar liefst 22% per 10 jaar (Trappe e.a., 1996). Bij deze laatste groep nam ook het lichaamsgewicht nog eens het meeste toe (Trappe e.a., 1996).

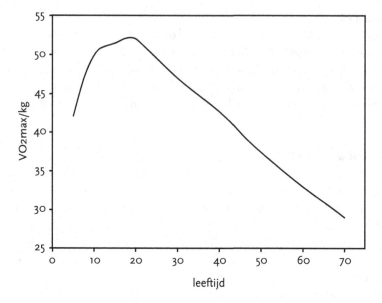

Figuur 4.6. Een typisch voorbeeld van het beloop van de V̇O₂max/kg met de leeftijd bij een ongetrainde mannelijke proefpersoon. De V̇O₂max/kg neemt vanaf het 20e levensjaar met ongeveer 1% per jaar af. De V̇O₂max van vrouwen is ongeveer 30% lager dan die van mannen.

4.9.2 Actief worden

Er zijn ook veel mensen die op latere leeftijd weer het fietsen willen oppakken. Voor deze mensen is er goed nieuws: training is voor ouderen net zo effectief als voor jongeren. Op latere leeftijd is de trainingsvooruitgang vergelijkbaar. Je bent eigenlijk nooit te oud om te beginnen. Als een renner lange tijd inactief is geweest en hij heeft een hoge bloeddruk of andere gezondheidsproblemen, is het wel aan te bevelen om eerst met de huisarts of sportarts te overleggen of het verstandig is om aan intensieve trainingen/wedstrijden deel te nemen. Informatie over sportkeuringen is te vinden op de website www.sportkeuring.nl. Rustig fietsen met een lage intensiteit kan in bijna alle gevallen zonder risico en is goed voor lichaamsgewicht en bloeddruk.

Een bekend onderzoek, de Dallas Bedrust en Trainingsstudie, laat zien dat 30 dagen bedrust een groter nadelig effect heeft op het prestatievermogen dan 30 jaar ouder worden (McGuire e.a., 2001a, 2001b). Kortom: het is belangrijk voor de fysieke gesteldheid en gezondheid om actief te worden en te blijven tot op latere leeftijd.

4.9.3 Training

Zijn er nu specifieke aandachtspunten om op te letten als master? Het is belangrijk om de zwakke punten te trainen. Met veroudering neemt het totale cross-sectionele oppervlak (de dwarsdoorsnede) van de spier af. Tussen de leeftijd van 20 en 60 jaar krimpt deze dwarsdoorsnede met gemiddeld 40%. Om dit tegen te gaan kan kracht-training worden geïmplementeerd in een trainingsprogramma van een masteratleet (Carlia en Zavorsky, 2005). Er is veel onbekendheid en daardoor ook ongerustheid over de veiligheid van krachttraining voor ouderen. Wanneer echter een goede instructie wordt gegeven over het juiste gebruik van de apparatuur en het uitvoeren van de oefeningen zijn de risico's op blessures minimaal.

Mensen die al actief zijn en een maximaal effect van de krachttraining op spier-kracht willen, krijgen een optimale intensiteit bij oefeningen op 85% van de maxima-le spierkracht (1-herhalingsmaximum). Bij deze intensiteit kun je ongeveer 6 herha-lingen uitvoeren tot uitputting. Per training moeten er ongeveer 8 sets per spiergroep worden uitgevoerd. Bij sporters is tweemaal per week krachttraining net zo effectief als driemaal per week (Rhea e.a., 2003). Dus vooral oefeningen met veel gewicht en weinig herhalingen kunnen de spiervezels weer in omvang doen toenemen.

Voor masters is het ook van belang om rondom de krachttraining wat extra koolhydra-ten in te nemen. Onderzoek wijst uit dat ouderen die voor en na de krachttraining extra koolhydraten en eiwitten nemen, meer vooruitgang op spierkracht en spierom-vang boeken dan ouderen die dit niet doen. Daarom wordt ouderen geadviseerd om 3 uur voor een training 140 g koolhydraten te nemen. Binnen 30 minuten na de kracht-training wordt de consumptie van 50 g aan eiwitten en koolhydraten geadviseerd (Car-lia en Zavorsky, 2005).

In de winter is het de moeite waard naar fitness te gaan om de spierkracht van de beenspieren te trainen. Maar ook op de fiets kan op kracht worden getraind. Dit kan door middel van intervaltraining, maar ook door tijdens de training langere tijd op een grote versnelling te rijden.

De duurconditie moet natuurlijk ook niet uit het oog worden verloren. Kilometers maken moet dus ook, het liefst het hele jaar door.

4.10 BESLUIT

Voorwaarden voor een succesvolle prestatie tijdens baanwielrennen zijn een goed getraind maximaal aëroob en anaëroob uithoudingsvermogen en een laag vetpercen-tage. Door training en voeding kunnen de prestaties op de diverse baanonderdelen worden verbeterd. De verschillende wedstrijdonderdelen vragen een specifieke wed-strijdindeling.

Wegtraining en wegwedstrijden zijn belangrijke trainingselementen voor de mountainbiker. Techniek en coördinatie zijn belangrijke aandachtspunten tijdens de training in het veld. Top-mountainbikers leggen het parcours met een gelijkmatiger intensiteit af dan subtoppers. Volledig geveerde fietsen kunnen prestatiebevorderend zijn, vooral op parcoursen met ruwe terreinomstandigheden.

Veldrijden wordt getypeerd door snelle wisselingen van korte intensieve inspanningen met korte rustmomenten. Vanwege deze vele intervallen is het veldrijden binnen het wielrennen een apart specialisme waarvoor ook specifiek moet worden getraind.

Etappewedstrijden vragen het uiterste van het lichaam van een renner. Zonder een degelijke voorbereiding en een juiste balans tussen inspanning en herstel kan een renner een zware etappewedstrijd als de Tour de France niet volbrengen.

Ook voor mensen met een handicap zijn er mogelijkheden om de wielersport te beoefenen zoals tandemrijden en handbiken. Wel is er een aantal aandachtspunten, zoals de verstoorde warmtehuishouding bij sporters met een dwarslaesie.

Voor jonge sporters is het van belang om een grote variatie aan lichamelijke activiteiten uit te voeren. Binnen deze activiteiten is het van belang je te richten op uithoudingsvermogen en technische uitvoering. Voor begeleiders is het belangrijk om voor een renner een langetermijnvisie te ontwikkelen.

De maximale zuurstofopname van elitedames is ongeveer 30% lager dan die van professionele wegwielrenners. Vrouwen zijn beter in staat vetten te verbranden dan mannen, maar kunnen minder goed koolhydraten stapelen. Vrouwen zijn net zo goed trainbaar als mannen.

Leeftijd hoeft geen hindernis te zijn om de wielersport te (gaan) beoefenen. Ook voor masters zijn er genoeg wedstrijdmogelijkheden. Wel moeten masters tijdens de training meer nadruk leggen op krachttraining van de beenspieren.

Referenties

Baquet, G., van Praagh, E., Berthoin, S. (2003). Endurance training and aerobic fitness in young people. Sports Medicine, 33, 1127-1143.

Baron, R. (2001). Aerobic and anaerobic power characteristics of off-road cyclists. Medicine and Science in Sports and Exercise, 33, 1387-1393.

Berry, M.J., Koves, T.R., Benedetto, J.J. (2000). The influence of speed, grade and mass during simulated off road bicycling. Appl Ergon, 31, 531-536.

Burke, E.R. (2002). Serious cycling. Champaign, Ill: Human Kinetics.

Carlia, F., Zavorsky, G.S. (2005). Optimizing functional exercise capacity in the elderly surgical population. Current Opinion in Clinical Nutrition and Metabolic Care, 8, 23-32.

Craig, N.P., Norton, K.I. (2001). Characteristics of track cycling. Sports Med, 31, 457-468.

de Koning, J.J., Bakker, F.C., de Groot, G., van Ingen Schenau, G.J. (1994). Longitudinal development of young talented speed skaters: Physiological and anthropometric aspects. J Appl Physiol, 77, 2311-2317.

de Koning, J.J., Bobbert, M.F., Foster, C. (1999). Determination of optimal pacing strategy in track cycling with an energy flow model. J Sci Med Sport, 2, 266-277.

Eriksson, B.O. (1980). Muscle metabolism in children—a review. Acta Paediatr Scand Suppl, 283, 20-28.

Gregory, J. (2001). The physiological and physical determinants of mountain bike cross-country cycling. Master of science thesis. Unpublished Master of Science, University of Tasmania, Australia, Hobart.

Hansen, E., Jensen, K., Klausen, K. (1999). The work demands in cyclo-cross. Cycle Coaching, 2, 23-24.

Impellizzeri, F., Sassi, A., Rodriguez-Alonso, M., Mognoni, P., Marcora, S. (2002). Exercise intensity during off-road cycling competitions. Medicine and Science in Sports and Exercise, 34, 1808-1813.

Impellizzeri, F.M., Rampinini, E., Sassi, A., Mognoni, P., Marcora, S. (2005). Physiological correlates to off-road cycling performance. J Sports Sci, 23, 41-47.

Lee, H., Martin, D.T., Anson, J.M., Grundy, D., Hahn, A. G. (2002). Physiological characteristics of successful mountain bikers and professional road cyclists. J Sports Sci, 20, 1001-1008.

Lucia, A., Diaz, B., Hoyos, J., Fernandez, C., Villa, G., Bandres, F., Chicharro, J.L. (2001a). Hormone levels of world class cyclists during the tour of spain stage race. Br J Sports Med, 35, 424-430.

Lucia, A., Hoyos, J., Chicharro, J.L. (2001b). Physiology of professional road cycling. Sports Medicine, 31, 325-337.

Lucia, A., Hoyos, J., Perez, M., Santalla, A., Earnest, C. P., Chicharro, J.L. (2004). Which laboratory variable is related with time trial performance time in the tour de france? Br J Sports Med, 38, 636-640.

Lucia, A., Hoyos, J., Santalla, A., Earnest, C., Chicharro, J.L. (2003a). Tour de France versus Vuelta a España: which is harder? Medicine and Science in Sports and Exercise, 35, 872-878.

Lucia, A., Hoyos, J., Santalla, A., Earnest, C.P., Chicharro, J.L. (2003b). Giro, Tour, and Vuelta in the same season. Br J Sports Med, 37, 457-459.

MacRae, H.-H., Hise, K.J., Allen, P.J. (2000). Effects of front and dual suspension mountain bike systems on uphill cycling performance. Medicine and Science in Sports and Exercise, 32, 1276-1280.

Martin, D.T., McLean, B., Trewin, C., Lee, H., Victor, J., Hahn, A.G. (2001). Physiological characteristics of nationally competitive female road cyclists and demands of competition. Sports Med, 31, 469-477.

Martin, M.K., Martin, D.T., Collier, G.R., Burke, L.M. (2002). Voluntary food intake by Elite female cyclists during training and racing: Influence of daily energy expenditure and body composition. Int J Sport Nutr Exerc Metab, 12, 249-267.

McGuire, D.K., Levine, B.D., Williamson, J.W., Snell, P.G., Blomqvist, C.G., Saltin, B., Mitchell, J.H. (2001a). A 30-year follow-up of the dallas bedrest and training study: I. Effect of age on the cardiovascular response to exercise. Circulation, 104, 1350-1357.

McGuire, D.K., Levine, B.D., Williamson, J.W., Snell, P.G., Blomqvist, C.G., Saltin, B., Mitchell, J.H. (2001b). A 30-year follow-up of the dallas bedrest and training study: II. Effect of age on cardiovascular adaptation to exercise training. Circulation, 104, 1358-1366.

Mujika, I., Padilla, S. (2001). Physiological and performance characteristics of male professional road cyclists. Sports Medicine, 31, 479-487.

Olbrecht, J. (2001). The science of winning. Planning, periodizing and optimizing swim training. 2001. Luton (UK): SwimShop.

Padilla, S., Mujika, I., Orbananos, J., Angulo, F. (2000). Exercise intensity during competition time trials in professional road cycling. Medicine and Science in Sports and Exercise, 32, 850-856.

Pfeiffer, R.P., Harden, B.P., Landis, D., Barber, D., Harper, K. (1993). Correlating indices of aerobic capacity with performance in elite women road cyclists. The Journal of Strength and Conditioning Research, 7, 201-205.

Ponnet, P. (2002). Ontwikkeling van het prestatievermogen bij topwielrenners in het veldrijden. Geneeskunde en Sport, 35, 20-24.

Reybrouck, T., Heigenhauser, G.F., Faulkner, J.A. (1975). Limitations to maximum oxygen uptake in arms, leg, and combined arm-leg ergometry. J Appl Physiol, 38, 774-779.

Rhea, M.R., Alvar, B.A., Burkett, L.N., Ball, S.D. (2003). A meta-analysis to determine the dose response for strength development. Medicine and Science in Sports and Exercise, 35, 456–464

Robinson, S. (1938). Experimental studies of physical fitness in relation to age. Arbeitsphysiologie, 10, 251-323.

Saris, W.H., Senden, J.M., Brouns, F. (1998). What is a normal red-blood cell mass for professional cyclists? Lancet, 352, 1758.

Saris, W.H., van Erp-Baart, M.A., Brouns, F., Westerterp, K.R., ten Hoor, F. (1989). Study on food intake and energy expenditure during extreme sustained exercise: the Tour de France. Int J Sports Med, 10 Suppl 1, S26-31.

Schumacher, Y.O., Mroz, R., Pottgiesser, T., Ruecker, G., Dickhuth, H.H. (2005). Careers in cycling – an analysis of junior – and elite cycling racing from 1979 to 2002. Medicine and Science in Sports and Exercise, 37 Supplement, s77.

Seifert, J.G., Bacharach, D.W., Burke, E.R. (2003). The physiological effects of cycling on tandem and single bicycles. Br J Sports Med, 37, 50-53.

Stapelfeldt, B., Schwirtz, A., Schumacher, Y.O., Hillebrecht, M. (2004). Workload demands in mountain bike racing. Int J Sports Med, 25, 294-300.

Stepto, N.K., Hawley, J.A., Dennis, S.C., Hopkins, W.G. (1999). Effects of different interval-training programs on cycling time-trial performance. Medicine and Science in Sports and Exercise, 31, 736-741.

Tarnopolsky, M.A. (1999). Gender differences in metabolism. Londen: CRC Press.

Tarnopolsky, M.A., Zawada, C., Richmond, L.B., Carter, S., Shearer, J., Graham, T., Phillips, S.M. (2001). Gender differences in carbohydrate loading are related to energy intake. J Appl Physiol, 91, 225-230.

Trappe, S.W., Costill, D.L., Vukovich, M.D., Jones, J., Melham, T. (1996). Aging among elite distance runners: A 22-yr longitudinal study. J Appl Physiol, 80, 285-290.

Wilber, R.L., Zawadzki, K.M., Kearney, J.T., Shannon, M.P., Disalvo, D. (1997). Physiological profiles of elite off-road and road cyclists. Medicine and Science in Sports and Exercise, 29, 1090-1094.

5 *Biomechanica en materiaal*

INLEIDING

In dit hoofdstuk gaan we na wat de grootste weerstand is waarmee de renner te kampen heeft. We kijken naar de begrippen luchtweerstand en rolweerstand, geven een definitie van arbeid en vermogen, en nemen de fiets onder de loep.

5.1 VERMOGENSVERGELIJKING

De luchtweerstand is bij de meeste onderdelen van de wielersport de grootste weerstand die door een renner overwonnen moet worden. Vanwege de grote snelheden die er op de fiets worden behaald, is deze weerstand veel groter dan bij bijvoorbeeld hardlopen. Alleen tijdens bijvoorbeeld bergetappes zal de snelheid lager of vergelijkbaar zijn met die bij hardlopen, maar daar moeten de renners weer de zwaartekracht overwinnen doordat het wegdek omhoog loopt. Omdat de luchtweerstand zo'n grote rol speelt is de techniek om 'uit de wind te zitten' bij de voorgaande renner erg belangrijk. Hoe groter de afstand met de voorganger, hoe kleiner de energiebesparing (zie tabel 5.1).

De luchtweerstand die een renner ondervindt wordt bepaald door vier factoren: luchtdichtheid, lichaamsomvang, luchtsnelheid en de vorm van het lichaam. Voor een renner die solo fietst, zijn alleen lichaamsomvang en lichaamsvorm factoren die beïnvloedbaar zijn om de luchtweerstand te verminderen. De factoren die de luchtweerstand bepalen kunnen in de volgende formule worden samengevat:

luchtweerstand $= \quad A \times Cd \times \rho/2 \times v^2$

waarbij de luchtweerstand wordt weergegeven in newton

A $\quad = \quad$ frontaal oppervlak (in m^2)
Cd $\quad = \quad$ vormweerstandscoëfficiënt
ρ $\quad = \quad$ luchtdichtheid (kg/m^2)
v $\quad = \quad$ luchtsnelheid (m/s)

De luchtweerstand ontstaat doordat er lucht langs de renner glijdt. Vlak bij het lichaam van de renner hebben de luchtdeeltjes dezelfde snelheid als de renner, maar als ze zich op enige afstand van de renner bevinden, hebben ze de snelheid van de omgeving. Door het verschil in snelheid tussen de luchtlagen ontstaat er een wrijvingskracht op het lichaam van de renner en de fiets. Deze wrijvingskracht is afhankelijk van de ruwheid van het lichaamsoppervlak van de renner (kleding) en de fiets. Het dragen van een snelpak bijvoorbeeld geeft een afname in de ruwheid ten opzichte van een normale broek en wielrenshirt.

In het peloton is het voor een renner ook van belang om goed uit de wind te zitten bij zijn voorganger (zie tabel 5.2). Dit levert een aanzienlijke energiebesparing op. Ook heeft het stayeren achter een auto een gunstige invloed op de luchtweerstand. Dit is een voordeel als een renner na bijvoorbeeld een lekke band weer terug moet keren in het peloton.

Tabel 5.1   Het effect van 'dicht op het wiel zitten' bij je voorganger.

Ruimte tot het achterwiel van de voorganger	Energiebesparing (%)
0,2 meter	44%
0,4 meter	42%
0,6 meter	38%
1,0 meter	34%
1,5 meter	30%
2,0 meter	27%

Bron: (Kyle, 1986).

De vormweerstand van een renner ontstaat ten gevolge van het drukverschil tussen zijn voor- en achterkant. Het drukverschil is gunstig te beïnvloeden door ervoor te zorgen dat de turbulentie achter het lichaam minder wordt. De lucht moet gemakkelijk langs het lichaam en de fiets kunnen stromen en daarachter weer sluiten zonder dat er veel turbulentie ontstaat: de zogenaamde stroomlijn. In het verleden hebben renners bijvoorbeeld een staartvin achter het zadel gemonteerd om de turbulentie te verminderen, maar deze aanpassingen zijn volgens het reglement van de UCI (Internationale Wielren Unie) niet meer toegestaan.

5.1.1   **Frontaal oppervlak**

Uit de luchtweerstandsvergelijking kan worden afgeleid dat een verkleining van het frontale oppervlak of de verbetering van de vormweerstand van een renner direct een effect heeft op de ondervonden luchtweerstand. Het gebruik van een opzetstuur of tijdritfiets geeft een verkleining van het frontale oppervlak. Het gebruik van een aëropak en een tijdrithelm geeft een verbetering van de vormweerstand

Het frontale oppervlak kan gemeten worden met behulp van de analyse van foto-'s die van voren worden genomen. Het kan ook geschat worden met behulp van de lengte en gewicht van de renner, want het bedraagt ongeveer 18% van het lichaamsoppervlak (Faria e.a., 2005). Het lichaamsoppervlak kan berekend worden met behulp van de volgende formule (Du Bois en Du Bois, 1916):

$$\text{lichaamsoppervlak} = \times\ L^{0,725}) \times 0,007184$$

waarbij G het gewicht in kg is en L de lichaamslengte in cm

Wanneer een renner een ligstuur gebruikt, kan het lichaamsoppervlak worden geschat met behulp van de volgende formule (Faria e.a., 2005):

$$\text{frontaal oppervlak (m}^2) = 0,0293\ L^{0,725}\ G^{0,42}5 + 0,0604$$

waarbij G het gewicht in kg is en L de lichaamslengte in cm

Deze formules blijven schattingen. Voor een exacte vaststelling van het frontale oppervlak moet bijvoorbeeld een foto van voren worden gemaakt en geanalyseerd.

Helmen

Een aërodynamische tijdrithelm zorgt ook voor enkele procenten reductie in luchtweerstand. Het hoofd is immers een grote windvanger en er ontstaat veel turbulentie achter het hoofd. In de Tour de France van 1989 verloor Fignon in de laatste adembenemende tijdrit met 8 seconden van Greg Lemond. Fignon reed met wapperende haren, terwijl Lemond een aërodynamische tijdrithelm droeg en een opzetstuur gebruikte. Door slechte aërodynamica kunnen dus belangrijke wedstrijden worden verloren.

Daarnaast is het dragen van een helm niet alleen aërodynamischer, het blijkt ook een stuk veiliger te zijn bij valpartijen. Mensen die een goedgekeurde helm dragen als ze vallen, hebben aanzienlijk minder kans op hoofd- en aangezichtsletsel dan fietsers die vallen zonder helm op (Thompson en Patterson, 1998). Draag dus ook tijdens trainingen altijd een helm.

5.1.2   Rolweerstand

rolweerstand = totaal gewicht (kg) × 9,81 × rolweerstandcoëfficiënt

De rolweerstand van een renner is afhankelijk van het gewicht van de renner en de fiets, de zwaartekracht en de rolweerstandcoëfficiënt. De rolweerstandcoëfficiënt is afhankelijk van het soort banden, de bandenspanning en het type ondergrond (klinkers, asfalt of houten wielerbaan) en ligt tussen de 0,003 en 0,004. Hoe smaller de banden en hoe hoger de druk in de banden, hoe kleiner het contactoppervlak met de weg. Hier zitten weer nadelen aan: zeer harde banden zijn minder comfortabel, er is minder grip op het wegdek bij natte weersomstandigheden en een zeer hoge luchtdruk vergroot de kans op een leeglopende binnenband. Kleine wielen hebben een grotere rolweerstand dan grotere wielen. In het mountainbiken zijn er veel renners overgestapt op wielen met een grotere wieldiameter.

De rolweerstand is ook afhankelijk van de lijn die een renner houdt tijdens het fietsen; door kleine slingerbewegingen te maken met het voorwiel tijdens het fietsen wordt de rolweerstand verhoogd.

Ook gaat er energie verloren door de wrijvingsweerstand in de onderdelen zoals de ketting en de wielassen. De mechanische weerstand is ongeveer 5% van het totale geleverde vermogen. Hier is dus een kleine winst te behalen door met een goed onderhouden ketting aan de start te komen en wielen met goed lopende lagers te nemen.

De totale weerstand die een renner moet overwinnen is dus luchtweerstand, rolweerstand en mechanische weerstand (figuur 5.1). Bovendien moet een renner als er hoogteverschillen zijn ook nog de zwaartekracht (hellingsweerstand) overwinnen (de energie om het lichaamsgewicht en gewicht van de fiets tegen de zwaartekracht in te verplaatsen).

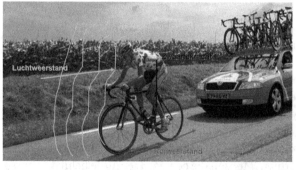

Figuur 5.1. De weerstand die een fietser moet overwinnen tijdens een wedstrijd.

5.1.3   Arbeid en vermogen

De geleverde arbeid van een renner is gelijk aan het product van de totale overwonnen fietsweerstand (F) × de afgelegde weg (in m) en wordt uitgedrukt in het totale aantal verbruikte joules of calorieën (1 calorie is 4,19 joule).

Het geleverde vermogen (watts = joules per seconde) is gelijk aan de hoeveelheid verrichte arbeid per tijdseenheid. Het geleverde vermogen is het product van totale overwonnen fietsweerstand × de snelheid van voortbeweging (in m/s).

Wanneer de vergelijking voor de luchtweerstand in ogenschouw wordt genomen, blijkt dat voor elke kilometer dat een renner sneller gaat fietsen, het geleverde vermogen moet worden verdrievoudigd.

5.2   DE FIETS

Volgens de reglementen van de UCI moeten fietsen voldoen aan de regels, de geest en het principe van de wielersport. Volgens deze regels moet een fiets voorzien zijn van twee wielen van gelijke diameter. Het voorwiel is om te sturen; het achterwiel is de aandrijving, die in werking gesteld wordt door middel van een pedaalsysteem met een overbrenging via een ketting. De aandrijving van de fiets mag uitsluitend worden uitgevoerd door de benen met behulp van menselijke spierkracht in een ronddraaiende beweging zonder elektrische of andere hulp.

De fiets en onderdelen moeten verkrijgbaar zijn in de handel. Fietsen mogen niet speciaal vervaardigd zijn voor speciale evenementen zoals recordpogingen. Bovendien zijn er maar drie steunpunten toegestaan: het pedaal, het zadel en het stuur. Het gewicht van de fiets mag niet lager zijn dan 6,8 kilo. Op de websites van de UCI[1] en de KNWU[2] zijn alle reglementen over de eigenschappen van fietsen en frames terug te vinden.

5.2.1   Zitpositie op de fiets

Er bestaan drie contactpunten tussen renner en fiets: stuur, zadel en pedaal. Door de instelling van de afstanden tussen deze drie punten wordt de zitpositie van een renner bepaald. De zitpositie is belangrijk, niet alleen vanwege de aërodynamica – de luchtweerstand is een van de grootste weerstanden die een renner moet overwinnen – maar ook omdat een suboptimale zitpositie de mogelijkheid reduceert om vermogen te genereren en op de pedalen over te brengen.

5.2.2   Stuur

Sturen zijn verkrijgbaar in diverse breedtematen (40, 42, 44 en 46 cm). De breedte kan het beste afgestemd zijn op de individuele schouderbreedte, waarbij de afstand

---

[1]   www.uci.ch
[2]   www.knwu.nl

tussen het linker- en rechteracromion (het puntje boven op de schouders, het begin van het sleutelbeen) een goede inschatting geeft van de stuurbreedte in centimeters.

De hoogte van het stuur ten opzichte van de zadelstand is erg persoonlijk. Meestal wordt een hoek van 60° aangehouden tussen rechtop zitten en het zitten onder in de stuurbeugel. Dit komt globaal overeen met een verschil van 5-8 cm tussen de bovenkant van het stuur en de bovenkant van het zadel (Silberman e.a., 2005).

De optimale lengte van een stuurpen is 10-12 cm. Zijn kortere of langere stuurpennen nodig, dan gaat dit ten koste van de rijeigenschappen van de fiets en kan er beter gekozen worden voor een frame met een andere geometrie (kortere of langere bovenbuis).

Een vuistregel voor de afstand tussen zadel en stuur is de volgende: als de renner naar beneden kijkt met de handen onder in de beugel en de armen licht gebogen, moet hij over het stuur heen de as van het voorwiel kunnen zien (Silberman e.a., 2005). Verder moet in deze positie, wanneer de ellebogen 60-70 graden gebogen zijn, de afstand tussen de hoogste positie van de knie en de onderkant van de elleboog 2-5 cm bedragen (Silberman e.a., 2005).

Voor het tijdrijden wordt doorgaans een veel diepere positie gekozen. Daardoor wordt het frontale oppervlak verder gereduceerd en ontstaat een meer aërodynamische houding. Een ligstuur met armsteunen zorgt ervoor dat de positie, die iets minder comfortabel is, toch volgehouden kan worden. Door de armsteunen dicht bij elkaar te plaatsen wordt het frontale oppervlakte nog verder verkleind. Windtunnelexperimenten hebben laten zien dat het zeer de moeite waard is om voor tijdritten een ligstuur aan te schaffen, omdat de tijdswinst aanzienlijk is (zie tabel 5.2).

Tabel 5.2   Het effect van luchtweerstand op het energiegebruik (Hagberg en McCole, 1990)

	snelheid (km/uur)	zuurstofopname (ml/kg/min)	energiebesparing
1 renner in open veld	32	37,4	
	37	51,2	
	40	61,9	
uit de wind bij 1 renner	32	30,3	19%
	37	36,5	29%
	40	46,1	26%
uit de wind bij 2 of meer renners	40	41,8	32%
uit de wind bij 8 renners	40	31,2	50%
het gebruik van een tijdritfiets	40	48,7	21%
rijden achter een vrachtwagen	40	19,7	68%

5.2.3 Zadel

Het zadel draagt het grootste deel van het lichaamsgewicht. Omdat het oppervlak van het zadel klein is, is de druk op het zitvlak erg groot en op deze plek kunnen daarom veel problemen en blessures ontstaan. Veel renners die lang op de fiets hebben gezeten, hebben wondjes aan de huid vanwege de vorming van bacteriën in het kruis en in het zeem, vochtigheid, druk en door het schuren van zeem en huid; ook kunnen zij last krijgen van ongevoeligheid in het kruis. Bij vrouwen kan er zelfs een zogenaamde 'wielrenstersvulva' ontstaan: lymfoedeem in een van de schaamlippen door een combinatie van ontsteking, beschadigde lymfevaten en herhaalde compressie van de lymfatische vaten in schaamstreek en liezen door de gebogen zitpositie (Baeyens e.a., 2002).

De keuze van type en vorm van het zadel is erg voorkeursafhankelijk. Vrouwen verkiezen vaak een korter en breder zadel dan mannen. Een breder zadel met een breder zitoppervlak geeft een lagere druk per oppervlakte (cm^2), waardoor het zadel bij langdurig zitten wat comfortabeler is.

Het zadel kan het beste horizontaal of bijna horizontaal worden afgesteld met behulp van een waterpas. Tijdrijders zetten hun zadel vaak iets meer met de punt omlaag, omdat dit comfortabeler zit in de aërodynamische positie als ze op het ligstuur liggen.

Het zadel kan ook nog in voor-achterwaartse richting worden ingesteld, zodanig dat wanneer de crank en de pedalen in de horizontale positie staan er een loodlijn getrokken kan worden vanaf de onderkant van de knieschijf van de renner direct op de as van het pedaal. Tijdrijders en sprinters zetten hun zadelpositie vaak iets meer voorwaarts zodat deze loodlijn iets voor de as van het pedaal loopt (Silberman e.a., 2005). Door het zadel naar voren te schuiven wordt de afstand tussen zadel en trapas kleiner. Een renner die zijn wegfiets ombouwt tot een tijdritfiets door er een ligstuur op te monteren, doet er verstandig aan het zadel iets naar voren en hoger te zetten.

5.2.4 Zithoogte

Er zijn diverse methoden in omloop om de zithoogte van een renner te bepalen. Een algemene vuistregel is dat wanneer de renner op de fiets zit met één been in de onderste pedaalstand, de kniehoek 25-30° bedraagt; dat wil zeggen dat de hoek tussen kuit en bovenbeen ongeveer 160° is. Het been is dus niet volledig gestrekt in de uiterste stand.

Een andere methode is de Lemond-Guimardmethode. Hier wordt de zadelhoogte bepaald uit de binnenbeenlengte van een renner. Om deze te meten gaat de renner gekleed in een wielrenbroek met de benen licht gespreid tegen een muur staan en krijgt hij bijvoorbeeld een telefoonboek stevig in het kruis gedrukt. Hierna wordt de afstand tussen de bovenkant van het boek en de grond bepaald; door deze met de factor 0,883 te vermenigvuldigen krijgt men de afstand tussen het hart van de trapas en de bovenkant van het zadel (Silberman e.a., 2005). Er wordt geadviseerd om 3 mm van deze afstand af te trekken wanneer er gebruik wordt gemaakt van clipless pedalen (Silberman e.a., 2005). Een klein probleem is dat er in deze methode niet gedifferentieerd wordt voor verschillende cranklengten. De methode Lemond-Guimard gaat standaard uit van een cranklengte van 170 mm. Wanneer er cranks met een andere lengte worden gebruikt, wordt geadviseerd om het verschil met de standaard cranks van de totale afstand af te trekken.

Vrouwen hebben proportioneel een korter bovenlichaam en langere benen dan mannen. Hierdoor is het soms moeilijk om een goede framemaat te vinden omdat deze meestal op de mannelijke verhoudingen zijn afgestemd. Jeugdwielrenners hebben in vergelijking met volwassenen juist een langer bovenlichaam en kortere benen, wat vaak ook weer problemen geeft met de juiste afstelling van de zitpositie op de fiets. Daarbij moet ook regelmatig (ongeveer viermaal per seizoen) de zitpositie worden gecontroleerd en bijgesteld vanwege de lengtegroei.

Om blessures te voorkomen wordt voor alle renners aanbevolen de zithoogte slechts in kleine stapjes van ongeveer 2 mm/2 weken te verstellen.

5.2.5 Cranklengte

Standaard worden fietsen uitgerust met 170 of 175 mm-cranks. Baanfietsen worden vaak met kortere cranks uitgerust (165 of 167,5 mm-cranks) omdat hierdoor de afstand tussen pedaal en baan groter is. Anders bestaat de kans dat er bij lage snelheden, waarbij er minder in de bochten wordt gehangen, contact is tussen pedaal en baan. Dit kan gevaarlijke situaties opleveren, zoals valpartijen. Op de weg en in het veld wordt met langere cranks gereden. Dit heeft als voordeel dat de momentsarm waarmee de krachten van het been op de fiets worden overgebracht groter is, waardoor de renner meer vermogen kan leveren. Zijn echter de cranks te lang, dan geeft dit weer een nadeel omdat het niet lekker fietst: de draaicirkel is dan te groot in relatie tot de beenlengte. Een goede vuistregel voor de keuze van de cranklengte is die op basis van lichaamslengte (tabel 5.3).

Tabel 5.3 De geadviseerde cranklengte in relatie tot de lichaamslengte (Burke, 2002)

lichaamslengte (cm)	cranklengte (mm)
< 152	160
152-168	165-167,5
168 183	170
183-189	172,5
189-195	175
> 195	180-185

5.2.6 Pedalen

Inspanningstests laten zien dat renners meer kracht kunnen leveren en harder aan de pedalen kunnen trekken als de schoenen aan de pedalen zitten gefixeerd. Vroeger gebeurde dit door pedalen met toeclips en riemen. Deze mogelijkheid wordt in sommige gevallen nog bij het sprinten op de baan gebruikt. Op de weg en in het veld zijn de fietsen tegenwoordig meestal uitgerust met clipless pedalen. Hierbij wordt er onder de stijve zool van de raceschoen een klein metalen of kunststof blokje geplaatst dat in het pedaal vergrendeld kan worden. Door een zijwaartse beweging van de hak kan de voet weer ontgrendeld worden.

De plaatsing van het blokje onder de schoenzool luistert nauw. Een onjuiste plaatsing kan knieklachten veroorzaken. In voor-achterwaartse positie moet de bal van de voet recht boven het hart van de pedaalas vallen (Silberman e.a., 2005). Veel pedalen bieden een optie voor enige speling zijwaarts; hierdoor kan de voet nog enigszins bewogen worden voordat hij uit de vergrendeling losklikt. De plaatsing van het blokje en de positie van de voet ten opzichte van het pedaal moeten naar de preferenties van de renner worden ingesteld.

Beenlengteverschillen kunnen geheel of gedeeltelijk worden gecorrigeerd door een extra vulstuk tussen de schoen en het blokje. Ook kan er, indien de benen van de renner niet geheel recht lopen, een schuine wig tussen schoenzool en blokje worden geplaatst, waardoor het been tijdens de trapbeweging een meer natuurlijke stand heeft (Silberman e.a., 2005).

5.2.7   Versnellingen

De laatste jaren is er veel veranderd op het gebied van het schakelen. In een rap tempo zijn de meeste systemen van 7 à 8 tandwielen (kransjes) op het freewheel van het achterwiel, naar (op dit moment) 10 kransjes gegaan. De meeste racefietsen hebben 2 voorbladen, soms 3 (triple), net zoals mountainbikes.

Een derailleur (versnellingsapparaat) zorgt voor het schakelen tussen de achtertandwielen en de voorbladen. Voorheen zaten de versnellingshendels (commandeurs) aan het fietsframe, tegenwoordig hebben bijna alle fabrikanten van racefietsonderdelen het schakelmechanisme in de remhendels verwerkt. Hierdoor is het schakelen een stuk eenvoudiger en kan een renner schakelen zonder zijn handen van het stuur te halen. De maximale versnellingen zijn in Nederland voor een aantal wedstrijdcategorieën begrensd (zie tabel 5.4). Op de wielerbaan is een vaste versnelling verplicht; er mag dus geen versnellingsapparatuur op deze fietsen zitten.

In tabel 5.5 wordt een overzicht gegeven van de afgelegde weg per cranckasomwenteling van verschillende tandwielcombinaties.

Tabel 5.4 Overzicht maximale versnellingen in Nederland (Reglement KNWU)

categorie	leeftijd	max. verzet			bijzonderheden
Jeugd	*(meisjes)*	*cat.*	*weg en baan*	*veld*	
categorie I	8 (8 of 9)	I	5,46 m	5,22 m	
categorie II	9 (10)	II	5,46 m	5,22 m	
categorie III	10 (11)	III	5,78 m	5,52 m	
categorie IV	11 (12)	IV	5,78 m	5,52 m	
categorie V	12 (13)	V	6,14 m	5,87 m	
categorie VI	13 (14)	VI	6,14 m	5,87 m	
categorie VII	14	VII	6,55 m	6,26 m	
Nieuwelingen	15	weg: 7,01 m (bv. 52 x 16)			België: 6,67 m (voor en achter vrij)
	16	baan: 7,01 m			
Nieuweling-meisjes	15	weg: 7,01 m (bv. 52 x 16)			
	16	baan: 7,01 m			verzet in combinatie met: Junior-vrouwen: 7,40 m (bv. 52 x 15) België: zie Nieuwelingen
Junioren	17	weg: 7,93 m (bv. 52 x 14)			
	18	Geldt ook voor tijdritten baan: vrij int. kalender: 7m93 (bv. 52 x 14)			België: 7,93 m
Junior-vrouwen	17	weg:			
	18	int. kalender (kl.10): 7,93 m (bv. 52 x 14) int. kalender(kl.16): 7,40 m (bv. 52 x 15) baan: vrij			In combinatie met: Vrouwen: max. 7,93 m (bv. 52 x 14)
Overige categorieën	19 jaar en ouder	vrij			

Tabel 5.5   Afgelegde weg per crankasomwenteling per tandwielcombinatie

aantal tanden voorblad

aantal tanden op achterwiel	38	39	40	41	42	43	44	45	46	47	48	49	50	51	52	53	54	55	56
11	7,255	7,445	7,636	7,827	8,018	8,209	8,400	8,591	8,782	8,973	9,164	9,355	9,545	9,736	9,927	10,118	10,309	10,500	10,691
12	6,650	6,825	7,000	7,175	7,350	7,525	7,700	7,875	8,050	8,225	8,400	8,575	8,750	8,925	9,100	9,275	9,450	9,625	9,800
13	6,138	6,300	6,462	6,623	6,785	6,946	7,108	7,269	7,431	7,592	7,754	7,915	8,077	8,238	8,400	8,562	8,723	8,885	9,046
14	5,700	5,850	6,000	6,150	6,300	6,450	6,600	6,750	6,900	7,050	7,200	7,350	7,500	7,650	7,800	7,950	8,100	8,250	8,400
15	5,320	5,460	5,600	5,740	5,880	6,020	6,160	6,300	6,440	6,580	6,720	6,860	7,000	7,140	7,280	7,420	7,560	7,700	7,840
16	4,988	5,119	5,250	5,381	5,513	5,644	5,775	5,906	6,038	6,169	6,300	6,431	6,563	6,694	6,825	6,956	7,088	7,219	7,350
17	4,694	4,818	4,941	5,065	5,188	5,312	5,435	5,559	5,682	5,806	5,929	6,053	6,176	6,300	6,424	6,547	6,671	6,794	6,918
18	4,433	4,550	4,667	4,783	4,900	5,017	5,133	5,250	5,367	5,483	5,600	5,717	5,833	5,950	6,067	6,183	6,300	6,417	6,533
19	4,200	4,311	4,421	4,532	4,642	4,753	4,863	4,974	5,084	5,195	5,305	5,416	5,526	5,637	5,747	5,858	5,968	6,079	6,189
20	3,990	4,095	4,200	4,305	4,410	4,515	4,620	4,725	4,830	4,935	5,040	5,145	5,250	5,355	5,460	5,565	5,670	5,775	5,880
21	3,800	3,900	4,000	4,100	4,200	4,300	4,400	4,500	4,600	4,700	4,800	4,900	5,000	5,100	5,200	5,300	5,400	5,500	5,600
22	3,627	3,723	3,818	3,914	4,009	4,105	4,200	4,295	4,391	4,486	4,582	4,677	4,773	4,868	4,964	5,059	5,155	5,250	5,345
23	3,470	3,561	3,652	3,743	3,835	3,926	4,017	4,109	4,200	4,291	4,383	4,474	4,565	4,657	4,748	4,839	4,930	5,022	5,113
24	3,325	3,413	3,500	3,588	3,675	3,763	3,850	3,938	4,025	4,113	4,200	4,288	4,375	4,463	4,550	4,638	4,725	4,813	4,900
25	3,192	3,276	3,360	3,444	3,528	3,612	3,696	3,780	3,864	3,948	4,032	4,116	4,200	4,284	4,368	4,452	4,536	4,620	4,704
26	3,069	3,150	3,231	3,312	3,392	3,473	3,554	3,635	3,715	3,796	3,877	3,958	4,038	4,119	4,200	4,281	4,362	4,442	4,523
27	2,956	3,033	3,111	3,189	3,267	3,344	3,422	3,500	3,578	3,656	3,733	3,811	3,889	3,967	4,044	4,122	4,200	4,278	4,356
28	2,850	2,925	3,000	3,075	3,150	3,225	3,300	3,375	3,450	3,525	3,600	3,675	3,750	3,825	3,900	3,975	4,050	4,125	4,200
29	2,752	2,824	2,897	2,969	3,041	3,114	3,186	3,259	3,331	3,403	3,476	3,548	3,621	3,693	3,766	3,838	3,910	3,983	4,055
30	2,660	2,730	2,800	2,870	2,940	3,010	3,080	3,150	3,220	3,290	3,360	3,430	3,500	3,570	3,640	3,710	3,780	3,850	3,920
31	2,574	2,642	2,710	2,777	2,845	2,913	2,981	3,048	3,116	3,184	3,252	3,319	3,387	3,455	3,523	3,590	3,658	3,726	3,794
32	2,494	2,559	2,625	2,691	2,756	2,822	2,888	2,953	3,019	3,084	3,150	3,216	3,281	3,347	3,413	3,478	3,544	3,609	3,675

De afgelegde weg is uitgedrukt in meters. Bij de berekening is uitgegaan van een standaardwiel met een omtrek van 210 cm. Bij andere wielmaten of banddikten moet hiervoor aangepast worden door het gevonden getal te delen door 210 en dan te vermenigvuldigen met de werkelijke wielomtrek.

5.3 TRAININGSHULPMIDDELEN

Veel renners trainen nog steeds zonder coach, persoonlijke schema's of doelstellingen. Bovendien hebben veel renners nog de opvatting dat meer trainen alleen maar beter is. Gelukkig komen er steeds meer hulpmiddelen ter beschikking om de training te ondersteunen en richting te geven.

Het simpelste gereedschap is een *kilometerteller*. Hiermee kan een renner eenvoudig nagaan hoeveel kilometer hij heeft getraind en hoelang hij daarover heeft gedaan. Dit is vanzelfsprekend basisinformatie voor in het trainingslogboek. Steeds meer renners trainen met een *hartslagmeter* en sommige zelfs in combinatie met een *vermogensmeter*.

5.3.1 Hartslagmeter

Het elektrische signaal van het hart (ECG-signaal) wordt van oudsher in rust gemeten met de elektroden bevestigd aan de pols en aan de enkels. Voor sporters is dit erg onhandig, omdat ze op deze wijze vastzitten aan een apparaat. Door de toepassing van telemetrie – het doorgeven van signalen via radiosignalen – is het mogelijk om de hartfrequentie die gemeten wordt door middel van een borstband, op een horloge af te lezen zonder dat hinderlijke draden nodig zijn. De Polar-sporttester was een van de eerste hartslagmeters die zo werkten.

De laatste jaren is de omvang van het horloge kleiner geworden en de gebruikersvriendelijkheid toegenomen. Veel hartslagmeters bezitten tegenwoordig een geheugen om voor enkele dagen hartfrequentie te meten en op te slaan, zodat deze gegevens naderhand via een interface ingelezen kunnen worden op de computer. Figuur 5.2 geeft een voorbeeld van een hartfrequentiecurve tijdens een wedstrijd.

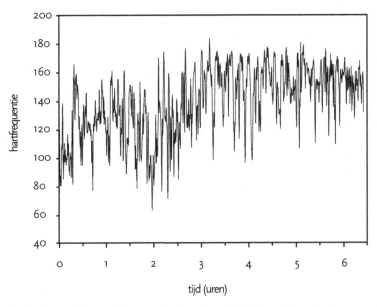

Figuur 5.2. De hartfrequentiecurve tijdens de klassieker Amstel Gold Race (260 km). (Gegevens via Ulrich Schoberer, www.srm.de.)

Binnen de hartslagmeterapparatuur zijn er vele nieuwe ontwikkelingen gaande en vele fabrikanten leveren vandaag de dag een of meerdere types hartslagmeter in verschillende prijsklassen. Er worden steeds meer nieuwe functies toegevoegd, zoals energiegebruik en fitheidstests. Vaak zijn de theoretische grondslagen achter deze opties nog niet voldoende onderzocht op betrouwbaarheid en validiteit en blijft het de vraag wat er nu precies gemeten wordt (Achten en Jeukendrup, 2003). In dit geval is meten dus niet altijd weten! Wel meten de meeste commercieel verkrijgbare hartslagmeters de hartfrequentie met de precisie van een ECG (hartfilmpje) (Macfarlane e.a., 1989). Globaal kan men stellen dat alle hartslagmeters die via een borstband werken, goed en betrouwbaar meten. Hartslagmeters die andere methoden hanteren zijn minder betrouwbaar.

Let bij de aanschaf van hartslagmeters op waarvoor je deze gaat gebruiken. Onnodige functies maken de aankoop onnodig duur. Let bij de aankoop op onder andere geheugenruimte, waterdichtheid, garantie, servicemogelijkheid (o.a. vervangen van batterijen), grootte van het display en codering van het signaal van de band naar het horloge.

5.3.2 Vermogensmeter
De laatste jaren komt de apparatuur om vermogen te meten tijdens fietsen steeds meer in opmars. De bekendste fabrikanten zijn op dit moment Schoberer Rad

Messtechnik (SRM-systeem[3]), Powertap[4] en Ergomo[5]. De Finse hartfrequentiemeter-fabrikant Polar[6] heeft ook zijn eigen vermogensmeter voor op de fiets: de S710 mobile cycling power meter.

Vermogensmeters bieden de mogelijkheid om tijdens training en wedstrijden het geleverde vermogen van de sporter te meten en te koppelen aan gelijktijdig verkregen informatie uit bijvoorbeeld de hartfrequentiemeter en snelheidssensor.

De SRM-vermogensmeter is een crankstel dat is uitgerust met rekstrookjes. De rekstrookjes meten de hoeveelheid kracht die op crankstel en trapas wordt uitgeoefend. Samen met de trapfrequentie kan het geleverde vermogen worden gemeten. Het systeem is vrij kostbaar, maar zeer betrouwbaar (Gardner e.a., 2004). Er zijn uitvoeringen beschikbaar voor op de baanfiets, op de mountainbike en op de wegfiets.

De Powertap meet het vermogen in de as van het achterwiel. Hier wordt het geleverde vermogen via de overbrenging van de ketting op de tandwielen gemeten. Het voordeel van Powertap is dat de prijs-kwaliteitverhouding een stuk gunstiger is dan bij het SRM-systeem. Daarnaast lijkt de Powertap minder gevoelig voor vuil en dus meer geschikt voor veldrijden en mountainbike. Overigens is de betrouwbaarheid van dit systeem vergelijkbaar met die van het SRM-systeem (< 2%) (Gardner e.a., 2004).

Zie ook figuur 5.3.

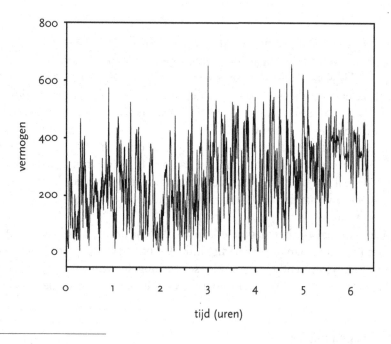

3   www.srm.de
4   www.power-tap.com
5   www.ergomo.de
6   www.polar.fi

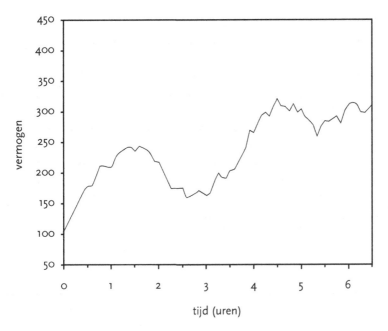

Figuur 5.3. Voorbeeld van een vermogenscurve tijdens de klassieker Amstel Gold Race (260 km). De eerste grafiek betreft de ruwe gegevens, op de tweede grafiek zijn de normaliseerde gegevens weergegeven. (Gegevens via Ulrich Schoberer, www.srm.de.)

Uit onderzoek blijkt dat het Polar S710-systeem niet zo betrouwbaar is tijdens inspanningen op de weg of tijdens inspanningen met een wisselende intensiteit zoals bijvoorbeeld een criterium. De betrouwbaarheid van het systeem laat te wensen over, waardoor het systeem niet nauwkeurig genoeg werkt voor wetenschappelijke doeleinden of elitewielrenners. Voor de recreatieve wielrenner zou de nauwkeurigheid wel volstaan (Millet e.a., 2003), maar voor hen is het meten van het geleverde vermogen minder van belang. Voor nauwkeurige metingen zijn dus de SRM en de Powertap de enige betrouwbare vermogensmeters gebleken (Gardner e.a., 2004).

Het voordeel van een vermogensmeter boven een hartslagmeter is de nauwkeurigheid waarmee de intensiteit van de inspanning gemeten kan worden. De hartslag loopt gedurende een wedstrijd omhoog door de stijging van de lichaamstemperatuur en het verlies van vocht. Bovendien zal na een paar intensieve trainingsdagen de hartslag soms minder goed willen stijgen. Hierdoor is het moeilijker om de gewenste trainingsintensiteit in te schatten. Een vermogensmeter heeft deze nadelen niet, maar een probleem met de vermogensmeters is weer dat er nog geen goede trainingsrichtlijnen zijn voor vermogen. Tot op heden werden alle trainingsrichtlijnen gerelateerd aan de $\dot{V}O_2$max of de maximale hartfrequentie. Deze twee variabelen zijn relatief onafhankelijk van de soort inspanningstest, maar zoals al in hoofdstuk 1 werd beschreven is het maximale wattage wel afhankelijk van het belastingsprotocol tijdens een maximale inspanningstest.

Een voordeel van de vermogensmeter is dat deze erg responsief is: de gevoeligheid voor verandering in het geleverde vermogen is veel groter dan die voor de veranderingen in de hartfrequentie (zie figuur 5.4). Tijdens bijvoorbeeld een criterium zal de hartfrequentie nauwelijks veranderen wanneer er een bocht wordt genomen of wanneer een renner de benen even stilhoudt. De hartfrequentie heeft een relatief lange aanpassingstijd nodig voor een wisselende intensiteit. Een vermogensmeter registreert meteen dat er geen vermogen wordt geleverd. Aan de hand van de gegevens uit de vermogensmeter zijn de wisselingen in intensiteit beter zichtbaar tijdens een wedstrijd of training. De analyse en interpretatie van de gegevens uit de vermogensmeter zijn wel ingewikkeld voor de meeste renners. In een recente publicatie wordt uitgebreid ingegaan op de analyse van deze gegevens in de verschillende beschikbare softwarepakketten (Allen en Coggan 2006).

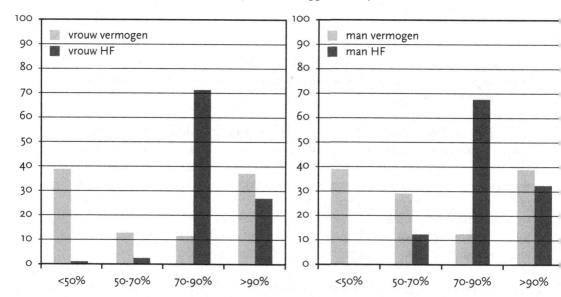

Figuur 5.4. Het verschil tussen hartslag en vermogen gemeten tijdens een criterium: links gegevens van een elitevrouw, rechts gegevens van een eliteman. (Gegevens via CycleOps, www.powertap.com.)

5.4 BESLUIT

Een wielrenner moet een vermogen leveren op de pedalen om vooruit te komen. De snelheid bij een bepaald geleverd vermogen is afhankelijk van de luchtweerstand, de rolweerstand, de mechanische wrijving in de draaiende fietsonderdelen en de 'hellingsweerstand'.

De zitpositie van een renner verdient nadrukkelijke aandacht, omdat kleine verschillen in zitpositie grote gevolgen kunnen hebben. In dit hoofdstuk is een aantal vuistregels aangaande de fietsafstelling gegeven.

Belangrijke trainingshulpmiddelen voor de wielrenner zijn de fietscomputer, hartslagmeter en meer recent de vermogensmeter.

Referenties

Achten, J., Jeukendrup, A. E. (2003). Heart rate monitoring: Applications and limitations. Sports Medicine, 33, 517-538.

Allen, H., Coggan, A. (2006) Training and Racing with a Power Meter. Boulder, Co: Velopress.

Baeyens, L., Vermeersch, E., Bourgeois, P. (2002). Bicyclist's vulva: Observational study. British Medical Journal, 325, 138-139.

Burke, E.R. (2002). Serious cycling. Champaign, Ill: Human Kinetics.

Du Bois, D., Du Bois, E.F. (1916). Clinical calorimeter. A formula to estimate the approximate surface area if height and weight be known. Archives of Internal Medicine., 17, 863-871.

Faria, E.W., Parker, D.L., Faria, I.E. (2005). The science of cycling: Factors affecting performance – part 2. Sports Medicine, 35, 313-337.

Gardner, A.S., Stephens, S., Martin, D.T., Lawton, E., Lee, H., Jenkins, D. (2004). Accuracy of srm and power tap power monitoring systems for bicycling. Medicine and Science in Sports and Exercise, 36, 1252-1258.

Hagberg, J.M., McCole, S.D. (1990). The effects of drafting and aerodynamic equipment on energy expenditure during cycling. Cycling Science, 2, 19-22.

Kyle, C. (1986). Mechanical factors affecting the speed of a cycle. In E. R. Burke (Ed.), Science of cycling (pp. 123-136). Champaign, Ill, USA: Human Kinetics.

Macfarlane, D.J., Fogarty, B.A., Hopkins, W.G. (1989). The accuracy and variability of commercially available heart rate monitors. The New Zealand Journal of Sports Medicine, 17, 51-53.

Millet, G.P., Tronche, C., Fuster, N., Bentley, D.J., Candau, R. (2003). Validity and reliability of the polar s710 mobile cycling powermeter. Int J Sports Med, 24, 156-161.

Silberman, M.R., Webner, D., Collina, S., Shiple, B.J. (2005). Road bicycle fit. Clin J Sport Med, 15, 269–274.

Thompson, D.C., Patterson, M.Q. (1998). Cycle helmets and the prevention of injuries. Recommendations for competitive sport. Sports Medicine, 25, 213-219.

Register

Printed in the United States
By Bookmasters